徐婧 编著

好吃出

身出

材身

好身材

吃出好身材

快乐减肥 一本通

0kcal

化学工业出版社
·北京·

内 容 简 介

本书从减肥减脂和体重管理的必要性开始讲起，回答了减肥中常见的问题，从食物、饮食模式、心理、运动等方面展开描述，始终有故事和案例相伴，使读者可以在增广见闻的同时学会如何科学减肥。

本书分为 10 章，包括减肥的动机与必要性、减肥的四大误区、节食减肥的危害与不可行性、减肥常见的问题、食物与减肥的关系、饮食模式与减肥的关系、减肥过程中的心理因素、运动与减肥、营养成分与减肥的研究进展、儿童肥胖的防控。

本书通俗易懂，用故事来帮助读者理解和指导应用，实用性强，符合营养学、心理学、运动科学、医学等学科理论，适合大众及医疗营养健康行业等大健康行业从业者和投资人阅读。

图书在版编目（CIP）数据

吃出好身材：快乐减肥一本通 / 徐婧编著. —北京：化学工业出版社，2022.12（2023.8 重印）

ISBN 978-7-122-42303-0

Ⅰ. ①吃… Ⅱ. ①徐… Ⅲ. ①减肥 – 基本知识 Ⅳ.
①R161

中国版本图书馆 CIP 数据核字（2022）第 183078 号

责任编辑：宋　薇　　　　　　　　　　　装帧设计：张　辉
责任校对：张茜越　　　　　　　　　　　版式设计：水长流文化

出版发行：化学工业出版社（北京市东城区青年湖南街 13 号　邮政编码 100011）
印　　装：大厂聚鑫印刷有限责任公司
710mm×1000mm　1/16　印张 12　字数 164 千字　2023 年 8 月北京第 1 版第 2 次印刷

购书咨询：010-64518888　　　　　　　售后服务：010-64518899
网　　址：http://www.cip.com.cn
凡购买本书，如有缺损质量问题，本社销售中心负责调换。

定　　价：59.80 元

前　言

　　目前，我国乃至全球人口的超重肥胖率仍处于上升趋势，超重和肥胖是心脑血管疾病、糖尿病、癌症等慢性病的高危风险因素。根据最新的调查《中国居民营养与慢性病状况报告（2020）》显示，我国18岁及以上居民超重和肥胖率已超过一半，其中超重率为34.3%，肥胖率为16.4%，即超重肥胖率为50.7%。然而，不科学的减肥不仅不利于身体健康，还会引起胃肠、大脑、骨骼、心理等众多损伤，影响家庭幸福和预期寿命。因此，让需要体重管理的人学会科学减肥的理论和实践方法非常重要，与国家和家庭的经济和幸福指数提升都有密切的关系。

　　作者徐婧多年深耕健康领域，依据多年经验提炼总结出了"徐婧全生活方式快乐健康科学减肥法"，主要从饮食、心理、运动三方面讲解了科学指导减肥的心路历程与经验回顾。作者以科学研究前沿为依据，以减肥者故事为入手点，既有画面感强烈的场景案例，又将科学道理深入浅出地讲给读者，让读者能够快乐轻松吃出健康好身材。强调减肥中漂亮不是目的，高质量健康长寿的生活方式才是本书希望读者获得的收益。

这本书的特色

您还在为了减肥忍饥挨饿却自责毅力不够吗？您还记得别人嘲讽的话语吗？您还在为了减肥不吃主食吗？您还在健身房运动暴汗却不见体重秤上的数字下降吗？本书用娓娓道来的故事加上通俗易懂的原理，深入浅出地探讨与减肥关系密切的三大板块：饮食、心理和运动，甚至还探讨了相关亲密关系与亲子关系。看懂这本书，您可以掌握科学又轻松快乐的减肥密钥，就能与食物成为朋友，身体越来越健康，更加享受幸福的生活。

这本书包括什么内容（每章分别介绍）

第1章通过案例介绍了大家想要减肥的不同动机，从科学的角度阐明了我们为什么想要减肥。

第2章介绍了四种减肥误区，走弯路会给自己带来不可逆的身体和精神损伤。

第3章讲解了大多数减肥者在用意志力和饥饿感进行对抗，理论联系实际地阐述这是一场永远都不会赢的较量。

第4章通过回答减肥者的一些常见问题，由概括到具体，介绍了减肥者实操的一些技能理论和物质准备。

第5章结合不同的减肥场景，将食物的营养意义以及与减肥减脂和体重管理的关系进行透彻分析，如加班追剧完饿了想点外卖怎么办，外出点餐怎么选等。

第6章详细分析了多种流行的减肥饮食模式，从科学和实践的角度——介绍其内涵和外延，即概念、供能比、适合人群和可能的副作用。

第7章介绍了心理与减肥的相关场景，讲述了如何改善亲密关系、亲子关系，从而让它们成为自己人生路上的源动力，不会再受到超重和肥胖的困扰。

第8章告诉我们运动是为了让自己更舒服，同时还具有一定的减肥效应，科学选择运动项目，避免运动损伤。

第9章结合营养学界的前沿研究，将肥胖与营养成分的关系进行列举，专家对不同的成分有不同的推荐和认可度，为我们日常选择和科学全面地认识营养物质赋予了"一双慧眼"。

第10章主要讲儿童和青少年的超重和肥胖防控，为备孕备育、家庭环境、喂养原则以及亲子活动等方面给出了一些行之有效的提示，预防孩子超重和肥胖，从备孕就应该开始，家长还应该做孩子的健康好榜样。

本书读者对象

- 想要减肥减脂、进行体重管理和健康管理的人
- 想帮助家人科学减肥和调理身体者
- 热爱营养健康，追寻幸福健康生活的人
- 营养健康医疗工作者，大健康行业从业者和投资人

限于作者时间和精力，书中若有不妥之处，敬请指正。

编著者

2023年1月

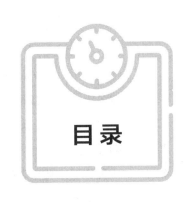

目录

4 一些减肥的"大"问题 040

5 与食物做朋友,共同度过愉快时光 050

6 哪种饮食模式最减肥？ 087

7　瘦身与瘦心相伴，心轻体盈　105

8   把运动与减肥分开，运动是为了身体更舒服   126

9   营养素、微生物、激素、其他保健成分与肥胖的关系   144

10 儿童、青少年肥胖，如何防患于未然？ 155

1

为什么这么多人想要减肥？

1.1 "我害怕了体检"

38岁的小可在上海工作了十几年，公司每年都会有免费体检的福利。可是这几年，一到体检的季节，从收到HR的体检通知开始，小可就有点坐立不安了。身边的同事每年体检都会有各种各样的异常指标出现，最重要的是自己也不例外，体检报告单上有了如下图所示上上下下的箭头。

体检生化组合

（1）直接胆红素（DBIL）：4.03↑（0～3.40）；

（2）天门冬氨酸氨基转移酶（AST）：13.5↓（15.0～45.0）；

（3）高密度脂蛋白胆固醇（HDL）：1.01↓（1.04～1.55）。

血常规

（1）血红蛋白（HGB）：127.0↓（130.0～175.0）；

（2）红细胞压积（HCT）：39.70↓（40.00～50.00）。

小可最先出现异常的身体项目是体重。小可早在几年前就步入了超重行列，到了超重的第二年，甘油三酯就异常了，甘油三酯属于血脂最基本的四个项目之一。第三年，血脂四项中的另一项血清总胆固醇也偏高了。而她也了解到，她的上级领导，除了血脂异常之外，尿酸和血压也高了，这让小可很是惶恐，担心自己也会出现更多异常的项目。

和这个年纪的大多数人一样，小可小时候物质并不丰富，吃东西没有多少选择的余地，缺衣少穿。大学毕业后，她就到上海工作了。工作稳定以后，小可的生活越来越好，办公室零食和下午茶从来不缺，还经常到各国出差，买遍各种以前没见过的好吃好玩的。收入随着工作年限的增长逐渐增加，公司的福利待遇和各种保障也比较齐全。

过了几年，小可结婚成家，有了小孩。这几年孩子也已经逐渐长大，不像小时候那样要抱要举要哺乳，小可身体活动慢慢少了，也没有刻意运动锻炼，体重以每年几斤的速度稳定增长,直到几年前体检,发现超重了。

以前没有觉得超重会有什么问题,无非就是体重比较高。小可心想,我也不是小姑娘了,我没有体重不过百的信仰,工作不需要我减肥瘦身穿特别好看的衣服,超重就超重了,并没有多在意。再后来出现其他的血脂等体检指标异常,体检医生再一次告诉她,你要减肥了,而且补充了一句,其他指标已经有异常了。她立马疑惑地问医生,其他指标异常跟体重有关系吗?体检医生十分确定地回答,有关系。她又问医生,减肥了就能好吗?医生说,减肥有可能好,不减肥肯定好不了。小可似乎明白了什么,感谢了医生,眼前似乎闪过了一道光,那大概是希望吧。

再下一年体检的时候,小可的体重并没有从超重恢复到正常,却增加了另一项血脂异常的指标,她再一次被医生提醒,要注意身体了啊,注意减重,不然的话"三高"或"四高"很快都会有了。

每年体检报告出来之后,同事们也会互相交流。他们从各种渠道获得的信息核心观点是一样的,那就是超重和肥胖会引发很多慢性病,首先表现为"三高"或"四高"指标中出现了"一高""两高"。血脂、血糖、血压、尿酸这几个指标最容易首先出现异常,异常的指标数量逐渐增多,进而出现更多的体检指标异常。

值得欣慰的是,小可同事之间流传的观点是正确的。《〈中国肥胖预防和控制蓝皮书〉解读及中国肥胖预防控制措施建议》中提到:超重和肥胖增加多种成人慢性病的风险,不仅可导致严重的心脑血管疾病、内分泌代谢紊乱,还可能引起呼吸、消化、运动系统障碍,并与多种恶性肿瘤的发生有关。有时甚至会诱发急症,如心绞痛、急性心肌梗死等,严重时危及生命。肥胖的危害是全方位的,从儿童期开始,一直可延续到生命终结,累及全身绝大多数器官系统。

这里提到的内分泌代谢紊乱,即可引发"三高"或"四高"的情况。高血脂能够引起动脉粥样硬化,导致病变,引发并发症,其中的心脑血管病致死率非常高。具体来说,肥胖者容易脂肪代谢紊乱,胆固醇、三酰甘油(即我们常说的甘油三酯）、总脂等指标普遍升高。肥胖人群中，血清总胆固醇水平在5.2mmol/L以上者（即胆固醇偏高者）比例达到55.8%。肥胖男性在60岁以后，肥胖女性在50岁以后，其血清总胆固醇水平会显著升高。在肥胖者体内，三酰甘油的合成和转运之间的平衡发生失调，大量的三酰甘油堆积在肝脏内，结果就形成了脂肪肝。中重度脂肪肝经过科学减肥和饮食运动调理是可以减轻或消失的，而如果任由其发展，就可能导致肝炎、肝硬化，甚至肝癌。

肥胖者的痛风发病率较非肥胖者高3倍，而且血尿酸与体重、体质指数（body mess index，BMI）均成正比。

研究发现，肥胖者心绞痛和猝死的发生率比正常体重者高4倍。体重超过标准体重30%者，10年内发生冠心病的概率大大增加。肥胖也是2型糖尿病的一个高危因素，肥胖者患2型糖尿病的风险与其肥胖持续时间以及肥胖程度有关。长期、持续肥胖者的2型糖尿病发病率比正常体重者高数倍之多。

肥胖还会促进某些肿瘤的发生。肥胖者发生前列腺癌的危险性是正常体重者的2.5倍；与内分泌有关的肿瘤如乳腺癌、子宫内膜癌及消化系统癌症（如胆囊癌、胰腺癌、结直肠癌）等与超重和肥胖存在一定的正相关关系。《中国营养科学全书》（第2版）指出，有充分证据表明超重和肥胖与13种癌症的发生有关，包括食管腺癌、贲门胃癌、结肠和直肠癌、肝癌、胆囊癌、胰腺癌、乳腺癌、子宫癌、卵巢癌、肾细胞癌、脑膜瘤、甲状腺癌、多发性骨髓瘤。

肥胖者的皮肤也容易出现问题，如黑棘皮病，皮肤可能发生黑色、棕色或褐色等色素沉着，伴有皮肤增厚。肥胖者容易出现皮肤感染，包括真菌感染（即皮肤癣菌病，俗话说长癣了）和毛囊炎（即疖肿，俗话说长疖子）。有的肥胖者会在腹部和大腿部位形成类似"妊娠纹"一般的皮肤拉伸条纹，影响美观，有时也会影响到自信心。

肥胖者的生殖功能也会受到影响，据调查，体质指数（BMI）>25的女性因不能排卵而造成不孕不育的概率比体重正常的女性高1倍。很多女性肥胖者都患有月经不调、不孕等，多囊卵巢综合征也常见。男性生殖能力也受到体重影响，肥胖会降低男性睾酮的分泌，从而降低精子的数量和质量，而这也是影响生育率不可忽视的一个方面。育龄男女的体重管理好了，可能会有效促进一部分健康生育需求。

除此之外，超重和肥胖者的骨关节负担也会加重，如膝盖、脚踝、胯骨等，造成运动或基础活动不适，或成为运动损伤的重要风险因素。比如经常会有一些不适，如腰酸背痛、膝盖疼等，容易发生腰椎间盘突出症等骨性关节炎状况。

肥胖者的平均寿命比体重正常者一般要短6～8年。有位急诊医生曾经说过，超重和肥胖的急诊患者，在接受急救的过程中，也会带来各种不便。如果患者重达100kg，那么即使打了急救电话，急救医护工作者在把他从家里抬到救护车的过程中，也需要耗费一定的时间和人力，对于分秒必争的急救过程，显然很可能耽误宝贵的施救时间。进行急诊手术的准备和操作过程中，也会带来各种不必要的麻烦，需要准备较多手术用物。由于腹壁和脂肪层较厚，也会延长手术时间。

所以小可越发害怕体检的根源在于超重这个原发问题，而这也是小可下决心减肥的原动力。

1.2 想要美一点

小高大学毕业后工作已有两年，找我咨询的时候，当我问她，是什么原因想要减肥，她毫不犹豫地说："我想要好看一点。"小高性格也比较直爽，没等我再问，她就噼里啪啦地说了一通。

她说："我都26岁了，从来都没有谈过恋爱，也没有男生追求过我，奶奶和爸爸说是因为我太胖了，显得不好看。如果我能瘦下来一些，不用太多，哪怕10公斤、15公斤，我就会好看很多，就会有男孩子喜欢我。"

"我奶奶邻居家的外孙女，从小就身材苗条，学习还没我好，上学的时候就总有男孩子喜欢她。上大专时就光明正大地谈恋爱，一毕业就结婚了。以前我还不听她们唠叨，后来看多了，同事、同学、朋友，都是这样的，胖了是不好看，别人看不上你，不容易找对象。徐老师，您帮我把体重减下来吧，您教教我该怎么吃饭才能瘦下来一些。"

评估了小高的情况，她确实体重下降10~20kg就会比较适宜。健康自然而然会产生美，但是同时也要警惕陷入畸形审美。"楚王好细腰，宫中多饿死"就是这样的审美造成的悲剧。欧洲曾经发生过"束腰"导致的死亡事件，也是因为对"细腰"的盲目追捧。

除了专业运动员，一般成年人的体重标准主要参考**体质指数（BMI）**，表示机体组织的平均密度或可理解为身体匀称度。BMI的计算公式为BMI＝体重（kg）÷[身高（m）]^2。中国的BMI标准：18.5~23.9为正常。低于18.5为偏瘦，23.9~27.9为超重，高于27.9为肥胖。另外，腰（腹）围、体脂率、腰臀比、内脏脂肪、皮褶厚度等也是常见的参考指标。

腰（腹）围反映腹部脂肪的堆积情况，一般来说，腹部越肥胖，患慢性病的风险越高，尤其是心血管疾病、糖尿病等。腰（腹）围的测量方法是，髂骨上缘围绕一圈的长度，或者肚脐的高度围绕一圈量下来的长度，即为腰（腹）围。女性腰（腹）围超过85cm，男性腰（腹）围超过90cm，称为腹型肥胖。

将BMI和腰（腹）围结合起来评估一个人的体重情况更为合理全面。

BMI和腰（腹）围这两个指标中的任意一个符合肥胖标准，都算是肥胖。根据这个标准，我国目前至少有1亿以上的人是肥胖的。

1.3 职场发展与减肥

2008年，日本政府立法规定：地方政府和企业每年为雇员进行体检时，必须严格检查年龄在40岁至75岁之间员工的腰围，女性腰围不得超过33.5in（约85cm），男性腰围不得超过35.4in（约90cm）。

根据新标准，日本政府将国民瘦腰计划的目标定为：4年内使超重人口减少一成，7年内减少四分之一。按照厚生劳动省制定的相关规定，腰围超标者必须检查血糖、血压、血脂，若其中一项不合格，将被列入代谢综合征危险人群；两项不合格则为代谢综合征患者。政府要求这些人须在3个月内自行减肥；若减肥失败，必须接受饮食控制教育；如果再过6个月仍然超重，则要接受再教育。

此外，政府还对推动员工减肥不力的地方政府或私人企业处以罚款。厚生劳动省认为，这一新规定将有效控制脑卒中、糖尿病等疾病的蔓延，而且能够减少国家为公共医疗保险制度支付的费用。

近几年，我国国内的企业招聘和晋升过程也有参考体重的势头。例如，2020年11月，某集团的美食顾问岗位即被明确了招聘体重标准：（净身高（cm）－110）×2，上下浮动不超过10kg。

网络曾经传言，有些公司员工内部晋升要考核体重，体重不达标不允许晋升。男性如身高180cm，体重需在67.5～72.5kg之间；女性如身高170cm，体重需在57.5～62.5kg之间。该公司回应称：体重不是决定晋升的唯一标准，希望大家有这个意识和目标，晋升还是要看业务能力和管理能力的。职位提升当然不能只看体重，公司把体重作为考核指标当中的一项，已经足以见得健康的体重在职场发展中的重要性了。

有找我咨询的朋友告诉我，他们部门两年前增加了一项考核，体重异常和奖金挂钩，超重扣奖金5%，肥胖扣奖金10%。一位资深的人力资源专家曾和我聊起，太胖的求职者可能工作机会相对要少一些，他们或多或少会受到一些职场歧视。面试官需要在短时间内考察应聘者的各项素质，很容易优先体形匀称的求职者，有时招聘官甚至可能都没有意识到自己的这一倾向性。超重和肥胖者潜意识中会被贴上懒惰、不自律、生活方式不够健康、身体协调能力差等标签。可见，身材好也是一种有效的职场竞争力。

具有健康意识的企业应该为员工提供相应的健康设施、鼓励措施等，比如一些公司设立了健身和减肥中心，办公区域内设有健身运动器材和相应的活动空间。在公司健身和运动是个不错的方法，因为员工下班到家后忙于家庭事务，可能就没有力气和时间再去健身了，在工作场地短暂地运动还可以提神、促进血液循环，有助于提高工作效率。

有的公司为员工配备了健康管理师、健康科普教育培训等免费的健康促进福利；有的公司为体重下降的员工设立了奖励措施，如美国某制造业公司每季度给员工称重，本季度体重没有增加者将被奖励25美元，对于体重一年没有增加者，另行奖励25美元和带薪休假一天。

这些措施其实也是为了节约企业的用工成本。他们发现肥胖员工的旷工率较高，肥胖员工的健康保险花费比不肥胖的员工要高38%。一些证据还表明，一组员工参与减肥比单独一人减肥效果更好。所以有企业鼓励超重和肥胖者共同减肥，形成一种良性的健康减肥企业文化。

1.4 生完孩子要减肥

小芬是一位刚出"月子"的新妈妈，之所以求助科学减肥，是因为小芬的姐姐从生完小孩后就没有瘦下来，和怀孕前的体重相比，增加了至少8kg。

也是因为这个原因，小芬迟迟不敢怀孕，认为生孩子会让女人变胖。直到好几年以后，和小芬关系要好的同事生小孩后很快恢复到了孕前体重，并且告诉小芬："生孩子不一定会让人变胖，如果生孩子以后很长时间没有恢复体重，可能是饮食营养或者是其他的生活方式有问题。你学习一下科学的营养知识、孕产知识，自然就明白了。我能做到，你也能做到。"

从那以后，小芬和她先生一起学习相关知识。从备孕开始，就开启了他们的饮食营养学习之旅，除了读书、听课，还会定期预约个体化咨询。可喜的是，在科学饮食营养的加持之下，小芬孕期的各项产检指标均无异常，孕期的体重增加也处于正常范围。

有国外的长期跟踪调查研究发现，产后6个月如果能够及时恢复孕前体重，那么10年之后女性的体重增加平均值为2.4kg；如果产后6个月还不能恢复体重，那么10年后体重平均增加值达8.4kg之多。可见，产后6个月内不能及时恢复体重，是产后女性远期肥胖的一个重要预警。

所以小芬学习科学的营养知识和孕产知识的行为是正确的。在这个关键的特殊时间段里，通过科学饮食和营养方面的指导，寻求健康减肥的定制方案，是一件事半功倍的事情。

备孕阶段、孕期和产后各阶段都要积极准备母乳喂养，多项研究表明母乳喂养可促进母亲产后体重恢复。一篇纳入14项队列研究（包括美国人群、巴西人群、中国人群、克罗地亚人群、尼日利亚人群）的系统评价结果显示，与奶粉喂养相比，母乳喂养的母亲产后体重明显降低0.38kg。母乳喂养还可以降低下一代发生肥胖的风险。一份针对中国人群的研究显示，与奶粉喂养相比，母乳喂养可降低33.3%中国儿童肥胖发生风险。母乳喂养持续时间超过6个月的中国0～6岁儿童，与少于6个月的相比，肥胖发生风险可降低25.6%。

中国育龄女性超重率和肥胖率分别达到25.4%和9.2%。其中仅有24.9%的女性能够正确自我判断超重和肥胖，仅17.1%的女性采取体重控制措施。孕前肥胖会增加早期流产和反复流产的风险，同时孕前和孕期肥胖均会增加孕期并发症和不良妊娠结局的风险。

孕前减重是改善肥胖女性生育能力的有效手段，能有效提高自然受孕率，但短时间大幅度减重并不能增加活产率。肥胖女性孕前减重后接受辅助生殖治疗的妊娠率和活产率均有所提高。对超重或肥胖孕妇进行生活方式干预可改善孕期增重和妊娠结局，合理的饮食干预可以减少孕期增重。

1.5　应酬太多要减肥

谢经理是一名企业销售，工作性质决定了他经常在外应酬。应酬的时候不仅仅是吃饭，还要吸烟喝酒，一顿饭吃下来需要两三个小时甚至更久。谢经理经常是自己早已经吃饱，也没有食欲继续吃了，但是为了谈生意，还得继续陪着，要让客户吃饱吃好。点菜要点足够多、足够贵、足够"硬"（好的荤菜），吃了一会儿要再点一些菜填补，让客户吃尽兴。不管是烧的烤的、蒸的煮的、焖的炖的、氽的煨的，无论是酸的辣的、甜的咸的，通通囊括。

业务繁忙的时候，一个星期都少有能和妻子孩子一起吃饭的时间。平时工作日，孩子睡觉前能见到爸爸，都是一件不容易的事情。如果不这样工作，销售业绩上不去。但这样的生活，让谢经理身心疲惫。

我们可能容易忽视，酒也是一种产能食物，酒精的产能系数介于蛋白质（或碳水化合物）和脂肪之间。我们知道三大主要的产能营养素是蛋白质、碳水化合物、脂肪。蛋白质和碳水化合物的产能系数为4kcal/g，即1g食物蛋白质（或碳水化合物）在体内可被代谢并产生约4kcal能量；脂肪的产能系数为9kcal/g；酒精的产能系数为7kcal/g。谢经理长期摄入大量酒肉，摄取的能量过多，尤其是晚餐，这是他体重超标的主要原因。

《中国居民膳食指南（2022）》提出的准则五为"少盐少油，控糖限酒"。并明确指出：儿童及青少年、孕妇、乳母以及慢性病患者不应饮酒。成年人如饮酒，一天饮用的酒精量不超过15g。任何形式的酒精对人体健康都无益处。

《中国居民膳食指南（2022）》提出饮酒可增加肝损伤、胎儿酒精综合征、痛风、结直肠癌、乳腺癌等的发生风险；过量饮酒还可增加心脑血管疾病等的发生风险。

《中国居民膳食指南（2022）》准则五　少盐少油，控糖限酒。

盐、油、酒、糖与健康的关系及证据分析

	与健康的关系	证据来源	可信等级
酒	酒精摄入能够增加肝脏损伤风险	3篇系统综述，3项队列研究，1项病例对照研究	A
	酒精摄入能够增加胎儿酒精综合征发病风险	1篇系统综述，5项队列研究，4项病例对照研究	A
	酒精摄入能够增加痛风发病风险	1篇系统综述，2项队列研究，1项病例对照研究，1项横断面研究	A
	酒精摄入可增加结直肠癌发病风险	2篇系统综述，4项队列研究，3项病例对照研究	B
	酒精摄入可增加乳腺癌发病风险	3篇系统综述，8项队列研究，2项病例对照研究	B
	过量饮酒可增加心血管疾病发病风险	8篇Meta分析，14项队列研究，3项随机对照试验研究	B

吸烟也与肥胖有关，研究表明，吸烟量与腹型肥胖呈正相关，即吸烟量越大，腹型肥胖发生风险越高。香烟中的尼古丁和一氧化碳等有害成分会使空腹皮质醇浓度升高、游离脂肪酸增加，刺激肝细胞大量合成甘油三酯和低密度脂蛋白胆固醇，抑制高密度脂蛋白胆固醇合成，增加腹部脂肪的堆积等代谢问题的发生。

1.6 肥胖基因与时代变化

用于肥胖研究的动物模型多是具备肥胖基因的老鼠，比如Zucker（肥胖）大鼠、KK-Ay小鼠肥胖模型、ob/ob和db/db小鼠等。人类的肥胖也与基因有关，肥胖会呈现一定的家族性。当然家族肥胖的原因一方面是基因的关系，而最主要的是同一家族的人生活方式比较接近，包括饮食模式、运动情况、心理状态、作息时间等。

如今物质丰富，我们摄入的食物种类和数量很大程度上不再受到经济和地域的限制，而我们的交通工具、生活方式和劳动方式也有了重大的变化。

过去，过年才能吃到的东西，现在只要你想吃，几乎每天都能吃到，比如糖果、鸡蛋、肉、饺子、年糕等。甚至以前想都想不到的东西，现在也是比比皆是，比如鸡米花、奶茶、冰淇淋、果冻、玛芬、蝴蝶酥、牛角包、华夫饼、印度飞饼、薯片、曲奇、蛋挞、奶酪、慕斯、果汁、碳酸饮料等。糖等食品工业的原料和添加剂成本逐渐低廉，添加糖的摄入量增加成了我们糖代谢和脂代谢异常的"催化剂"。

那些年，我们的爷爷奶奶或爸爸妈妈步行或者骑自行车上下班，现在我们有公交车、有地铁、有电瓶车，还有私家车。

科技的进步给我们的生活带来了极大的便利，空调、洗衣机、扫地机器人、智能电饭煲、洗碗机等智能家用电器，很大程度上分担了我们的家务，餐饮业的发展以及外卖送餐软件的普及让我们可以轻而易举地获得食物。

劳动方式从过去依赖体力到现在的自动化，70后、80后也不乏很多糖尿病患者、超重和肥胖者。

葡萄糖的利用（尤其是骨骼肌）极大减少，葡萄糖的直接和间接摄入大大增加，葡萄糖的稳态平衡失调，造成了我们这个时代超重和肥胖者数量不断攀升。

1.7 肥胖其实是一种疾病

2013年，美国医学会正式认定肥胖为一种疾病，改变了人们对肥胖的认识，也唤醒了大众对减肥的重视。肥胖（obesity）是指由于机体的能量摄入大于能量消耗，从而使多余的能量以脂肪的形式储存，导致机体脂肪总含量过多和/或局部含量增多及分布异常，是一种由遗传和环境等多因素引起并对健康造成一定影响的慢性代谢性疾病。超重（overweight）是指体内脂肪积累过多，可能造成健康损害的一种前肥胖状态。

根据脂肪在身体分布的部位不同，肥胖可分为中心型肥胖和外周型肥胖。与外周型肥胖相比，中心型肥胖与肥胖相关性疾病有更强的关联，是许多慢性病的独立危险因素。中心型肥胖又称腹型肥胖或内脏型肥胖，脂肪主要在腹壁或腹腔内蓄积过多，包括腹部皮下脂肪、脏器周围、网膜、系膜等处。外周型肥胖又称周围型肥胖或皮下脂肪型肥胖，肥胖者体内脂肪基本上呈匀称性分布，青春期发育后臀部脂肪堆积明显多于腹部脂肪堆积。

《中国肥胖预防和控制蓝皮书》中讲道，在过去的几十年里，超重和肥胖人群的数量在世界范围内已达到惊人的水平，目前全球范围内约40%的成年人超重或肥胖。肥胖已成为一种全球性"流行病"，全球人口的平均BMI正逐渐增高。

《中国居民营养与慢性病状况报告（2020年）》显示，我国18岁及以上成年人超重率和肥胖率分别达到34.3%和16.4%。我国超过一半成人超重、肥胖，6~17岁、6岁以下人群超重率和肥胖率分别达到19.0%和10.4%。

肥胖的流行是全球经济发展以及人们不良生活方式流行的结果，超重和肥胖的患病率不仅在发达国家增加，在发展中国家也迅速增加，肥胖及其相关疾病已成为全球性的重大公共卫生问题。

《中国居民营养与慢性病状况报告（2020年）》显示，超重和肥胖造成的并发疾病与死亡风险密切相关，成为可预防疾病及失能的首要原因。与美国和英国比较，虽然我国居民肥胖率比美、英低，但我国居民肥胖率呈现上升趋势，美、英人群肥胖率相对稳定。

肥胖还会影响劳动力和生产力，并造成大量的经济损失。据估计我国每年因超重和肥胖导致的经济损失约为243.3亿元，占全国医疗卫生支出约2.5%。临床数据显示，肥胖与个人年医疗支出呈显著正相关，除了增加31.8%的直接医疗成本外，还增加61.8%的间接经济负担。间接经济负担特指因肥胖引起的机会成本损失，包括日常活动能力下降、工作生产力丧失、劳动收入减少和家庭收入降低。

因此，我国大众超重和肥胖的预防、饮食营养指导和生活方式的健康教育，应该提升至一个非常重要的优先级日程。投入更多的人力、物力、财力在超重和肥胖的预防教育，将会节省更多的肥胖治疗费用。

大量研究表明，超重和肥胖的人体重只要下降5%~10%，就可以使状况得到改善，包括预防2型糖尿病、降低血压、降低血脂、控制血糖、改善脂肪肝、改善睡眠呼吸暂停综合征等。

肥胖与糖尿病具有明确的相关性。体脂肪过多会导致胰岛素抵抗，身体器官对葡萄糖的利用率降低，从而导致糖代谢和脂代谢异常，糖耐量受损进一步发展为糖尿病。糖尿病在普通人群中的发病率大约为8%，在体重超重的人群中达到30%，而肥胖人群中则高达60%以上。2型糖尿病患者80%~90%呈超重或肥胖状态。肥胖与2型糖尿病发病率呈正相关，肥胖程度越严重，2型糖尿病的发病率越高。有研究反映，中度肥胖者糖尿病的发病率高于同年龄正常体重者的4倍，而高度肥胖者发病率则为正常体重者的21倍。

肥胖与其他很多疾病类似，是多因素综合作用的结果，多因素也可以统称为生活方式，与饮食、运动和心理关系最为密切。研究和实践经验表明，全生活方式管理优于单纯的饮食干预或运动干预，可以发挥良好的减重作用，还能为超重和肥胖者带来多重有益的健康效应。如果减肥方法不正确，则会造成心脏损伤、胃部损伤、免疫力下降、骨质疏松、厌食等负面效应。

肥胖也与遗传有关，但与遗传相比，家庭成员的饮食、运动、睡眠等生活方式的后天影响更为重要。

因此，减肥者应该通过学习以改善认知，科学饮食，积极调整自己的生活方式到相对健康的状态，才有可能收获适宜的体重和健康的身体，以及幸福的生活。

2

减肥四不要

2.1 减肥不要忘记保持健康的生活方式

武经理四十多岁，体重100kg左右，这个体重是常年喝酒、吃夜宵、大鱼大肉、饮食结构不合理以及很少运动等原因造成的。前段时间他开始减肥，以运动和挨饿为主，每天跑步5km，几乎很少吃东西，实在饿得撑不住了，才会冲点燕麦、吃点面条充充饥。朋友告诉他这种减肥方式不健康，虽然体重下降快，但是营养不均衡，对身体不好，他全然不听。这位朋友和我说："有时候我都觉得他反应不灵敏了，可能是因为饿的吧。"饥饿减肥确实会造成低血糖，导致脑供血不足，从而让人感觉到脑子"不好使"。

坚持了三个月，武经理体重下降了大约15kg。之后他又去看了中医，中医说肥胖体质的人需要除湿，让他吃芡实、薏仁、红豆。于是他开始每天早上煮红豆薏仁芡实粥喝，跑步停掉了，又开始吃夜宵，再一次恢复了大鱼大肉的饮食。他说，这个除湿的食材确实管用啊，以前这样吃的话，体重肯定早就上去很多了，喝了这个除湿粥，体重一个月才上来三四斤。

然而，减肥并不能把全部希望寄托在挨饿，或是寄托在某一种或者某几种食物上，这并不能起到健康减肥的作用。减肥一定是多因素共同作用的结果，如果把健康的生活方式抛在一边，就是舍本逐末，身体会在一次次这样的"努力"中遭受不可逆的损伤，营养状况和免疫状态不断下降，小病不断，大病也"随时都在来的路上"。

武经理这样的减肥方式本末倒置，是不可取的。无论是他前三个月的"运动＋挨饿减肥期"，还是后面的"三种食材减肥期"，都犯了不科学减肥的错误。我们在减肥的过程中一定要把健康的生活方式放在第一位，逐步调整，去掉不健康的认知和行为，这样的减肥才是真正让身体和心灵获益的健康快乐之旅。

2.2 减肥不要以牺牲自己的免疫力为代价

与免疫力密切相关的营养成分有：蛋白质、脂肪中的必需脂肪酸（也就是n-6系列多不饱和脂肪酸和n-3系列多不饱和脂肪酸，即亚油酸和α-亚麻酸）、单不饱和脂肪酸、维生素类（如维生素A、维生素D、维生素E、维生素C）、微量元素（如铁、锌、硒），植物化学物中的类胡萝卜素、酚类化合物、含硫化合物等。

不少人为了减肥，成了素食者。医学博士、中国营养学会特殊营养分会副主任委员、四川大学华西医学院公共卫生学院吕晓华教授在其著作《餐桌上的免疫加油站》一书中提到，美国的健康管理教练Nicole Carter坚持了10多年的严格素食，出现了关节疼痛、焦虑抑郁、激素分泌异常、消化系统损伤、菌群失调等健康问题，免疫系统几乎崩溃。直到恢复动物性饮食后，其所有症状才逐渐好转，最终康复。

吕教授讲的这个案例与中国营养学会《中国居民膳食指南（2022）》中素食人群膳食指南的观点是一致的。为了满足营养的需要，素食人群需要认真对待和设计膳食。如果素食者膳食安排不合理，容易引起维生素B_{12}、n-3多不饱和脂肪酸、铁、锌、蛋白质等营养素摄入不足，从而增加这些营养素缺乏的风险。因此对素食人群的膳食提出科学指导很有必要。

素食者是指不食用肉类、禽类、鱼类（或海鲜）等动物性食物及其副产品的人。按照所戒食物种类不同，可分为全素、蛋素、奶素、蛋奶素、鱼素等。也就是说，所谓的素食者，有的是任何动物性食物都不吃，包括鱼、肉、蛋、奶等；有的是吃蛋喝奶；有的是吃蛋不喝奶；有的是不吃蛋奶和其他肉类，只吃鱼，等等。

无论是怎样的素食者，长期下来，都有缺乏某些营养素的风险。有些营养成分可以通过营养素补充剂或其他食品替代的方式来补充，有些营养素并不太容易通过其他替代食品来获取。

以蛋白质为例，肉蛋奶中蛋白质为优质蛋白，这是因为其中的氨基酸模式与人体的接近，容易被人体消化吸收和利用，因此这类蛋白质的摄入效率比较高。尤其是鸡蛋的蛋白质，由于其氨基酸模式与人体的最为接近，而被称为参考蛋白。而米、面、杂豆等植物性食物中，蛋白质的氨基酸模式与人体的氨基酸模式相差较大，其蛋白质的生物利用率较低。

蛋白质在体内分解成氨基酸。人体的必需氨基酸有9种，如果食物在体内分解后包含全部的9种氨基酸，那么这种食物提供的蛋白质就是完全蛋白质，也称为优质蛋白质，这种食物就是优质蛋白（完全蛋白）的良好来源。一般来说，动物蛋白都是优质蛋白，植物蛋白中只有大豆（黄豆、黑豆、青豆）蛋白勉强可算作优质蛋白。所以，我们不建议完全放弃蛋白质利用率高的优质蛋白而舍近求远，只通过植物性食物来获取蛋白质。

人体合成肌肉、皮肤、毛发都需要蛋白质分解而成的氨基酸。氨基酸还是唾液、胃液等消化液中消化酶的原料。如果蛋白质缺乏，消化酶也可能分泌不足，而摄入动物蛋白就是短时间内缓解这种情况的良好方法。如果长期素食要转换为非素食，一开始只能摄入少量肉类，避免因为消化酶不足而引起胃肠不适，比如先食用少量肉沫、鸡蛋、肉丝等，循序渐进，逐量增加。

还有一部分人是因为食品安全问题而不吃鱼、肉、蛋、奶。临床营养科主任医师夏萌老师在其著作《你是你吃出来的》一书中讲道，有位患者是60岁左右的知识分子，十分关注养生相关的电视节目和涉及食品安全的新闻。看多了这些栏目，她开始不敢吃鸡蛋，怕吃了有污染的鸡蛋；不敢吃肉，怕有抗生素；炒菜前要把蔬菜洗很多遍，再煮得时间久一点，这样心里才踏实。这种饮食方式是要么不吃，要么就是破坏营养素的吃法。长期下来，这位患者低血压伴有营养不良，免疫力极度低下，经常生病。这次入院是因为感染引起发烧，导致脑梗死，已经奄奄一息了。经过多学科治疗（包括营养治疗）之后，患者虽然脱离了生命危险，但还是留下了后遗症（一侧偏瘫），生活无法自理，后半辈子只能依靠家人的照顾。

蛋白质摄入不足，会导致肌肉衰减以及内脏蛋白质分解，使身体素质下降，甚至引发胰岛素抵抗从而造成血糖异常，继而发生"三高"或"四高"，影响身体功能、活动能力和幸福指数。

北京食品营养与人类健康高精尖创新中心岗位科学家、中国农业大学食品学院营养与食品安全系副教授、食品科学博士、中国营养学会理事范志红教授在《吃的选择》一书中讲道：在对各地长寿老人的调查中发现，长寿老人往往喜欢每天少量吃点肉，这是符合营养科学规律的。相反，如果在没有营养素补充，也没有专业人士指导的情况下，老年人长年累月吃纯素食，反而更容易出现营养不良，也不能帮助预防高血脂、糖尿病、高血压。每天吃1个鸡蛋，喝一杯酸奶，吃50克瘦肉、50克鱼虾，对健康长寿是有益无害的。我们一定要明白，吃植物性食物的健康益处不是靠戒掉鱼、肉、蛋、奶产生的。

而且，那些鱼、肉、蛋、奶都不吃的人，自以为吃的"清淡"，反而更容易发胖，因为蛋白质食物如果吃得少，人们就会相应地多吃其他食物。这符合蛋白质饱腹感比较强的原理，也符合蛋白质杠杆效应原理。当面对不平衡膳食时，人类优先选择的是蛋白质。当富含脂肪和（或）碳水化合物的食物非常称心可口，而且价格合理、容易获得、食用方便时，就会导致过量摄入。这种进食环境可能导致被动地过量摄入脂肪和碳水化合物，成为本能或下意识地获取足量必需蛋白质的一种后果。与脂肪摄入量相比，蛋白质摄入量在饮食能量中所占的比例较小，根据这个假设，膳食蛋白质的比例稍有下降，就会引起过度进食，直到满足了蛋白质的需要量，这被称为**蛋白质杠杆效应**。

您可以想象一个跷跷板，固定点左边假设是蛋白质部分，因为对于普通大众来说蛋白质供应能量占总能量的10%～15%，占比较小。固定点右边为脂肪和碳水化合物。蛋白质、脂肪和碳水化合物为三种供能营养素。

当富含脂肪和碳水化合物的食物（比如高油高糖的食物）就摆在餐桌上时，我们会特别倾向于吃掉这些好吃的食物，比如巧克力牛角包、葱油饼等。这个时候跷跷板的固定点就会左移。

富含脂肪和碳水化合物的食物中也含有少量的蛋白质，但是如果没有鱼、肉、蛋、奶等富含蛋白质的食物作为基础，而只有主食类和油脂类食物时，往往往会导致这类食物摄入过多，而依然难以达到蛋白质10%～15%的供能比。这种蛋白质杠杆效应也符合本书中会具体讲到的蛋白质饱腹感指数较高的理论。

小慧是一位小学生的妈妈，这几年每年见到她，她都比上一年明显胖了一些。尤其近两年，以我的经验目测，她大概已经从超重迈向肥胖了。

经过基本的膳食调查，小慧全家都特别挑食。因为小慧两口子挑食，先天和后天因素综合作用之后，孩子也养成了挑食的习惯。他们家日常吃的食物种类特别少，主要是包子、饺子、生煎、面条，大部分蔬菜都不吃，奶也不喝。每天吃的食物都基本一样，想做到两天六顿不重样都困难。

小慧一家的饮食模式，很容易造成他们碳水化合物摄入偏多，奶制品、蔬菜摄入不足，超重和肥胖的概率明显升高，超重和肥胖之后，更多的健康问题又随之而来，形成恶性循环。

小慧一家还可能会缺乏哪些营养成分呢？我们就从与免疫有关的营养素之一维生素A说起吧。维生素A最好的食物来源是各种动物肝脏、鱼肝油、鱼卵、全奶、奶油、禽蛋等。维生素A原可以在体内转化为维生素A，维生素A原的良好来源是深色蔬菜和水果，如空心菜、莴笋叶、芹菜叶、菠菜、苜蓿、胡萝卜、豌豆苗、红心红薯、辣椒、芒果、杏等。对比小慧一家的日常饮食，我们会发现他们一家富含维生素A和维生素A原类的食物摄入严重不足。

小慧一家经常身体会出点小问题，可以说是医院的常客。有时候眼睛不舒服，有时候皮肤或者其他部位不舒服。维生素A与视功能、皮肤黏膜，尤其和免疫力有很大关系，所以他们一家身体经常抱恙，也就不足为奇了。

要想改善小慧的体重问题，就要从纠正挑食偏食，调整饮食结构做起，尽可能地丰富饮食种类。

"婴幼儿时期，一种食物需要出现七八次以上，才会被小朋友接受。" 我给小慧科普道，"你和你先生小时候，有可能一两次不吃某种食物，叔叔阿姨就认为你们不爱吃，不会再给你们吃了。包括现在你们带小朋友，是不是也是这样？"

她回道："你说对了，我们家就是这样，不用两次，一次不吃就不会再出现第二次了。"

小慧了解到这个知识点，对于她的孩子来说也会有益处。虽然小慧的孩子已经上小学，过了饮食习惯养成的黄金期，但是跟成年人相比，孩子的饮食习惯还是有很强的可塑性。目前孩子不爱吃的食物，如果多次出现在他的面前，并且看到自己的父母都在吃，孩子也会很快接受。

在与我多次具体沟通过各种食物的健康饮食烹饪方法后，小慧一家的饮食种类越来越丰富，健康饮食之后，一家人的身体状况越来越好，免疫力得到了有效提高。体重也得到有效控制，每个人的笑容看起来也越来越满足。

除了饮食原因之外（包括过度节食、挑食偏食、饮食结构不均衡等），过度运动也会导致免疫力受损或暂时性免疫抑制，与血糖降低、血浆谷氨酰胺降低、短时间内产生大量自由基、皮质醇增多（升高）、肌肉拉伤等因素有关。

2.3 减肥不要过度追求速度

同在减肥的朋友之间经常会陷入一种比较，好像谁减得快，谁就更有面子。这种行为是对健康减肥认知不足和贪婪心作祟的表现。《中国居民膳食指南（2022）》指出，减重速度以每月2～4kg为宜。肥胖是多年脂肪积累的结果，要想恢复良好的体形也需要较长的时间，不能急于求成。**世界各国的减重指南大多设定6个月内减重5%～10%为第一阶段的目标**，我们可以作为参考，也可以再低一些。

但是我们减肥往往会陷入特别努力的怪圈，尤其是比较争强好胜的人。他们想要做什么事情都比别人做得好，减肥也要比别人减得好、减得快才行。其实这是一个误区，恰当的减肥速度是医学和营养学共同作用的结果，是符合我们健康安全的生理规律的。与减肥速度相比，反倒是减肥方法是否科学健康，更能体现一个人的健康素养，即健康认知力（Health Literacy）。

我们要学会科学合理地利用生理节律，顺着它，身体运转的效率就会高；相反，如果逆着它，只会出力不讨好。正如高效地学习、工作，是需要顺应身体自然节律的。否则事倍功半，学习、工作效率低下，还把身体搞坏了，得不偿失。

反观快速减肥法，多是不均衡的饮食模式，或忽视生理饥饿节律的减肥法。健康无害的减肥方法，很难达到快速减肥的目标。减肥过快，容易出现代谢失调、肌肉减少、基础代谢率下降、月经失调甚至闭经、情绪不稳定（如情绪低落和暴躁）、面色晦暗、掉头发、皮肤松弛甚至出现皱纹等多种不良状况，工作和生活质量下降，而且极易出现体重反弹。

快速减肥还会增加减肥者骨质疏松的风险。华盛顿大学医学院进行的一项研究结果表明，快速节食减肥组受试者的脊柱和髋骨平均损失骨密度2.2%，而运动减肥组和健康生活方式减肥组受试者的骨密度无明显变化。

因此，科学合理地减肥，才能让我们毫无顾忌地走在阳光大道上。了解了健康减肥的合理速度，才可以更好地确定合理的减肥目标，制订合理的心理预期，减肥期间的情绪控制和心理状态就会比较稳定。这样既有利于身心健康，也有助于减肥目标的实现。

2.4 减肥不要无视自己的饥饿感

节食减肥容易出现体重反弹，使人更加肥胖；饥饿会调动人类基因中保护自己的机能模式，降低基础代谢率，储备更多的脂肪和能量。于是我们不得已在一次又一次的节食-反弹的循环中越来越胖，无数减肥者在这样的实践中越来越挫败。

1962年，Neel提出的节俭基因假说解释了为何人体会在饥饿状态下储备脂肪和能量。远古时期人们过的是一种饥寒交迫、食不果腹、吃了上顿没下顿的生活，靠狩猎来获得食物。而狩猎这件事情，并不是每天都能有所收获，需要运气、气候、体力等诸多因素的综合，而如果身体能储存一些能量，就可以应对长期吃不到食物而导致的饥荒、体力不支等情况。

这时候，人类当中慢慢出现了节俭基因，具备这种基因的人由于储存了较多的脂肪和能量，可以更好地应对外界的食物不足，进而获得更长的寿命和更好的繁衍能力，而没有这种基因的人，在面对饥荒的时候生存能力较差，大自然中只有适者才能生存，那么这样的人就只能被淘汰了。

所以生存下来的人类大多具备这种节俭基因，而到了我们现在这个物质极大丰富的时代，这种基因的弊端又显现出来了。自动化程度越来越高，被动的能量消耗越来越少，我们把消耗不掉的能量都储存下来，这时超重和肥胖、糖尿病等慢性病逐渐呈现出来，不胜烦恼。

美国科普畅销书《减肥不是挨饿，而是与食物合作》是两位美国注册营养师所著，风靡几十年且多次再版。这本书强调了减肥最大的误区就是节食和挨饿，并用科学理论和多个案例告诉我们减肥靠的不是挨饿，而是正确地饮食以及正视饥饿和饱足感。

人体可以说是一个非常智能的组织，它可以通过神经生理对摄食的调节、营养素及其代谢产物对摄食的调节、蛋白和肽类因子对摄食的调节、蛋白因子对能量消耗的影响等对能量摄入进行调节和影响。

第一，神经生理对摄食的调节

人体主要是通过摄食系统和饱食系统来调节摄食启动和终止。当人体的感觉器官受到食物色香味的刺激时，摄食信号迅速通过自主神经系统传递到下丘脑摄食中枢，启动了消化过程（包括唾液、胃酸、胆汁等分泌增加，胃蠕动或牵拉增强），从而引起饥饿感和食欲，表现为启动摄食过程。

当食物作用于口腔、食管和胃肠壁上的机械性刺激感受器和化学感受器，通过传入神经和激素（如胰高血糖素、胆囊收缩素和生长激素抑制素）将信号传递给下丘脑饱食中枢，产生饱腹感，食欲得到满足，于是终止摄食过程。

第二，营养素及其代谢产物对摄食的调节

食物经过消化、吸收后，血液中的某些营养素和代谢产物对摄食信号因子和饱食信号因子也具有调控作用。

葡萄糖是通过葡萄糖受体调节系统，或者通过血液葡萄糖的水平及其对脑组织葡萄糖水平的调节发挥摄食调节作用的。当血糖低于某一阈值时，会导致机体饥饿感和食欲增加，并激发摄食行为；而高血糖水平又会产生饱腹信号，则摄食停止。

脂肪酸及其代谢产物的水平对食物摄入具有负反馈的调节作用；当体内脂肪储存增加时，过多的脂肪作为饱腹信号反馈作用于中枢神经系统，通过调节饱腹感，终止摄食行为。同时，三大产能营养素的食物热效应引起体温增高，也可起到抑制摄食行为的作用。

第三，蛋白和肽类因子对摄食的调节

组织和细胞中多种蛋白和肽类因子能够调节食欲和能量代谢，如生长素释放肽和胰多肽能够促进食欲和能量代谢，瘦素和胆囊收缩素能够抑制食欲和能量代谢。

中枢神经系统能够分泌多种蛋白和肽类因子，从而调节食欲和能量代谢。食欲肽也称为下丘脑泌素或食欲因子。食欲肽A和B可通过与食欲肽受体（即G蛋白偶联受体）结合，作用于脑部，从而起到调节食欲和能量代谢的作用。

第四，蛋白因子对能量消耗的影响

解偶联蛋白（UCP）是一组存在于细胞线粒体内膜上的跨膜蛋白质，是通过产热与能量消耗来调节机体的能量平衡的。β3-肾上腺素受体（β3-AR）主要参与脂肪分解、脂肪组织的产热、提高机体基础代谢率、调节体温恒定等过程。

人体主要通过调节能量摄入和能量消耗来维持能量平衡。当机体长期处于能量摄入大于能量消耗时，过剩的碳水化合物以糖原的形式储存在肝脏和肌肉中或转化为脂肪，并与过剩的脂肪一样以甘油三酯的形式储存于脂肪组织中，从而导致体重增加。

当摄入能量低于消耗能量时，机体将动员储存的糖原或脂肪，引起体重下降。目前认为，食欲行为与能量平衡的调节是生理因素（感官刺激、胃肠信号、内分泌、神经与体液等）和非生理因素（环境、摄食行为等）相互作用的复杂过程。

2.5 科学减肥应符合生理节律

把握好减肥的"四不要"，可以少踩坑、少走弯路，避免身体受到不可逆的损伤，健康科学地轻松快乐减肥。

科学减肥应该以健康的生活方式为前提，整个过程中不应损害个体的免疫力，而应该增加有益于提升个体免疫力的健康饮食和运动行为，按照适合自己的、不损害健康的减重速度来减肥。忍饥挨饿并不是一种科学的减肥方式。

饥饿感和饱足感的产生（食欲控制）是一个复杂的生理过程，涉及激素和神经肽之间的相互作用，并不能用思想意识来左右它们。如果一味地忽视饥饿感和饱足感，会导致生理节律的紊乱，甚至掉入进食障碍的陷阱。进食障碍并不是不能进食，它有多种表现，包括厌食、贪食、暴食等。进食障碍严重者甚至不能进行正常的日常生活、学习和工作，需要住院治疗。

早期观念认为，肥胖与人体的瘦素缺乏有关，瘦素缺乏是导致肥胖的潜在原因。这一观念已被否定，因为研究发现只有极少数肥胖患者体内缺乏瘦素。更多存在的是一种类似于胰岛素抵抗的瘦素抵抗，即肥胖个体对瘦素降低食欲、增强代谢的作用产生了抵抗，肥胖者体内血清瘦素水平一般会升高。研究发现，体内血清瘦素水平与体脂率密切相关，女性的瘦素水平高于男性。

北京大学第三医院运动医学研究所营养研究室主任、医学博士、研究员、注册营养师常翠青教授主译的《实用运动营养学》中提到，有专家认为，在人体内，瘦素似乎不像是一种饱足因子，而更像是营养充足和防止饥荒的信号。它反映脂肪储存的水平，对青春期发育和生殖期的启动发挥重要的作用。运动员中瘦素的水平可能与体脂的变化相一致。还有一个有趣的现象，马拉松比赛后运动员体内瘦素水平大幅度降低，表明短时间内能量消耗的增加可能会改变瘦素水平。

另外，体重调定点理论也是肥胖防控和内分泌领域的重要学说，它认为体重是可调节的，一生中每个人的体重都有一系列的调定点。如果体重发生增加或者减少，偏离目前的基础值或调定点时，就会引起代谢改变，使体重趋向于调定点变动，从而防止体重的变化。这个理论可以解释低体重的人增重和高体重的人减重都很难的现象，但是不能解释发展中国家和发达国家的肥胖率和发病率都在不断增加的现象。

3

意志力与饥饿感
屡败屡战的对决

3.1 都怪自己意志力太差，没有坚持节食计划？

不少人认为减肥不成功是因为自己意志力差，如果意志力足够强，一定可以坚持节食计划，减肥成功。

某知名演员没能参加热播剧剧组十五年重聚，网友们纷纷表示关心，并且出现了一条微博热搜："他是因为胖了所以不来吗"。这位演员本人在此话题下做出了澄清："真不是因为胖了不敢来，而是因为有其他的工作时间协调不开。再说咱胖也不是一天两天了，我也是没啥毅力。换别人早就减肥成功了。"

这位演员这段澄清主要是解释因为工作时间难以协调导致无法参加聚会，顺便说了一下自己没有毅力，所以减肥一直不成功。可能大多数人也是这么认为的，包括超重、肥胖的朋友们，减肥不成功主要是因为没有毅力。

减肥不成功是不是真的就只是因为缺乏毅力？因为忍受不住饥饿，坚持不了节食计划，所以能量摄入偏高？和其他因素有没有关系？

全世界每年都有很多人因为不正确的饮食行为，包括靠意志力而进行的节食，而产生进食障碍。科学合理地减肥，意志力的成分所占的比例很小，甚至几乎可以忽略不计。一个好的减肥计划，一定是可以吃饱的，吃不饱怎么能有力气减肥呢？

这一次减肥，小羽已经坚持节食20多天，一天一天强忍的饥饿形成了一股扭曲的巨大力量——小羽本想周末出去散散心，呼吸呼吸新鲜空气，谁料出去以后走着走着就进了一家进口食品超市。小羽看到食品包装上诱人的图案，接连拿了五个同款不同口味的蛋糕放到购物车里。除了蛋糕，还有几包薯片和薯条。结账后，她又跑到一家甜品店，点了一份草莓芒果冰淇淋，大快朵颐起来。小羽再一次宣告减肥失败。

这已经不是小羽第一次节食减肥失败了。每一次节食减肥失败，都会给小羽带来巨大的挫败感。她越来越怀疑自己的意志力，怀疑自己的能力，甚至怀疑自己的人格。她甚至开始认为自己将来一定会一事无成，工作事业不会有任何起色。其实，这根本不是小羽意志力的问题。

在远古时期，我们的祖先通过狩猎和采摘获得食物。受那时候自然环境和自身能力所限，人们并不能保证每天都有食物可吃，常常是饥一顿、饱一顿，有时食物丰盛，有时则要忍受饥肠辘辘。这种情况下，食物丰盛的时候，人们自然会尽可能多吃一点，好让自己的能量可以多撑一点时间，不至于在下次获得食物之前就已经饥饿难耐，不能承受风霜雨雪甚至猛兽的侵袭和追逐。所以，能够储存脂肪的先辈存活了下来，具备储存脂肪基因的后代得以繁衍。

因此，我们的基因中天然就具有储存脂肪的能力，也具备承受一段时间的饥饿之后，一旦有机会，就会想尽一切办法让自己弥补食物从而补充能量的能力。这样，我们的个体才可以继续生存和繁衍，而这种能力本身就是生物体的本能。

同时，节食减肥期间，人体为了维持生理运行，会降低自身的基础代谢率，从而减少热量的消耗。

这就是为什么节食减肥难以坚持，并且效果有限。

◆ 超市购物小贴士

二十多岁的时候我就发现，如果是饿着肚子去超市，那一定会买很多东西，包括一些不那么必要的食物。如果是不饿的状态去购物，基本上一股脑儿买一堆东西的可能性不大。所以去超市或者逛街之前，最好先吃好饭或者至少垫点东西不要太饿，进食的食物可以选择水果、坚果、酸奶、牛奶等。

3.2　怎样才是饿？正确识别身体发出的饥饿信号

回忆自己四五个小时没有吃东西的时候，有没有以下这些情况发生：肚子咕咕响；胃里有点抽动、胃痛；感觉坐立不安，难以集中注意力；头疼、头晕、心慌；孤独寂寞，无聊；心情不好，愤怒生气，很想发火，脾气暴躁，忧虑，厌烦……

你有没有遇到过出现了这些情况却不知道自己怎么了，还坐在工位上忍饥挨饿？或是很明白自己已经饥饿难忍，却仍然要和饥饿感誓死抗争，一定要用自己的毅力去战胜他们？

这些情况其实都是不同程度饥饿的表现，当我们出现这些情况时，首先要正视饥饿，因为这是身体在向我们求助。当企图忽视较浅的饥饿感时，我们只会在饥饿感更强的时候，被它吞噬，彻底臣服，开始暴饮暴食，摄入更多的食物。所以我们要在饥饿感刚刚出现的时候，就正视它，科学对待它。

知道了什么时候是饿，那么什么时候又该停下筷子和嘴巴呢？我们把饿定为0分，饱得一口都不想吃定为10分。当我们吃了一些食物的时候，感觉一下现在的分数是多少。到了差不多5分的时候，就可以逐渐放慢进食速度，感受腹部的充盈感。到了6分、7分的时候，基本就可以规划着停下来了。再稍微收收尾，8分、9分的时候，就可以结束进食了。

我们有必要让自己在吃饭的时候就专心吃饭，放下其他工作、学习和娱乐，以便能够更灵敏地感知到饱足的感觉，有利于减肥减脂。

我有一位同学，每次犯了一点学习错误就罚自己不吃饭。比如上午十一点多，他发现刚做的作业有错别字或者算错了，就罚自己不吃午饭。这种行为就是用意志力在惩罚生理。本身上午十一点多，一来比较疲劳，二来可能血糖也比较低了，做的作业有问题很正常，回头检查改掉就好了，完全没必要用不吃饭来惩罚自己。中午不吃饭反而把下午的宝贵精力给打了折扣。

饥饿的时候机体会分泌大量胃酸，这些胃酸如果没有食物来中和，长期如此就会引发胃溃疡，甚至胃癌。所以千万不要置我们的饥饿感于不顾，而要充分尊重饥饿感。

3.3 减肥之前"最后的晚餐"，弊大于利

小娅是一名兼职模特，同时她还是一名在读大学生。据小娅所说，"我们

这个职业，大部分人还是需要保持好的身材，体型要好看。也有需要特殊体型的工作机会，比如胖模，但是我不太想做胖模。主要是想健康一点，学会怎么科学地保持身材，不要随着年龄变化而身体变形，就可以了。现在业务也比较稳定，不多不少。太多了我也接不过来，毕竟我还要上学。"

小娅描述道，"和我签约同一家经纪公司的同事，她去找营养师减肥。正式服务开始的前一天晚上，营养师和她说，'今天晚上你可以随便吃，过了今天，你就要听我的了，并且不准偷吃。'我同事和我说这个的时候，我总觉得怪怪的，我不希望我的减肥是这样的。"

当减肥者听到"最后的晚餐"这样的指导，一般都会做出如下行为：

① 选自己爱吃的高能量（且往往被认为是不健康）食品吃起来，比如炸鸡、冰淇淋、奶茶、油炸方便面等；

② 当天晚上摄入食物的种类和数量超过了身体能承受的范围。

"今天晚上你可以随便吃，过了今天，你就要听我的了，并且不准偷吃。"营养师说的这段话，既像威胁又像恐吓，却一点都不能树立营养师的威信。求助者听到这样的话，想到的一定是：从明天开始，我可能就要挨饿了。饿到什么程度呢？可能会想要偷着吃。并且，我吃任何食物，都是要听营养师的话，似乎没有任何商量和选择的余地。我不需要考虑我想吃什么，仿佛这个问题并不重要，没有人会在意。那么我还会被当作一个人来对待吗？我后续将会受到怎样的虐待？

试想，这样的求助和被求助关系，是相互信任的吗？是稳固长久的吗？求助者为了防止明天很惨，今天就只能多吃点。可能他会从下午5点一直吃到夜里12点；可能会一直吃，过一会儿就去上一趟厕所，然后接着吃；也有可能大量吃肉喝酒，甚至到了急性胰腺炎的程度；也可能一袋接一袋地吃方便面，直到迈不动腿。

所以，这种"警告"风险极大，起不到帮助求助者改善健康认知和行为的作用，反而会让减肥者产生自我怀疑和对营养师的怀疑，严重者会发生自我伤害事件，比如刚才讲的暴饮暴食，体重还没开始减，先把自己伤害了一通。

多伦多大学的一项研究发现，节食倾向测试获得高分的人在开始一个新的节食计划前，都会先放任自己多吃。这项研究还显示，节食者不但体重没有减少，而且让自己很难受。

3.4 要么不吃，要么不停地吃，如何是好？

小婷是一位形体和礼仪老师，她对于所谓的"垃圾食品"，平时都很克制，一般是不吃的，但是总有忍不住的时候，一下子就会吃很多，直到肚子吃撑，不知道该如何是好。

对于这种情况，首先要了解清楚小婷口中的"垃圾食品"是指哪些食物，然后对这种食物进一步解读，帮助她客观认识这些食物。再者要了解小婷平时的油脂摄入量是不是不足，如果确实不足，很容易在遇到油脂含量高的食物时，一吃就停不下来。

进一步询问之后，小婷口中的"垃圾食品"是指炸鸡、薯条、烧烤等食物。炸鸡和薯条属于高油脂高能量的油炸食物。高油脂高能量食物如果高频率过量摄入，确实会增加体重迅速上升的风险。但是对于体重处于正常值和偏低值边缘的小婷来说，一个月适量吃两次，似乎没有什么太大问题。

食物在高温油炸过程中，会损失较多维生素B_{12}；食物中的碳水化合物、蛋白质、脂肪在高温下会产生丙烯酰胺、杂环胺类、多环芳烃等致癌物。所以，要尽量减少油炸、烧烤、熏制等烹饪方式，尽量采用蒸、煮、炖、焖等相对健康的烹饪方式。

经过膳食调查，了解到小婷平时吃菜几乎不放油，只是简单地凉拌或焯水处理。小婷的油脂摄入量远低于《中国居民膳食指南（2022）》推荐的油脂摄入量（每天25～30g），所以一旦吃起油脂食物，便停不下来了。小婷的每日油脂摄入量，可以结合她的身高、体重，在推荐量的基础上进行一定的调整。凉拌的时候可以适当加点油，比如橄榄油、亚麻籽油、芝麻油等，既可以调味，也可以补充一部分油脂摄入。适量的油脂摄入有助于脂溶性维生素的吸收利用。

对于这种一吃就停不下来的情况，除了平时饮食油脂摄入量极低，还很有可能是蛋白质类食物摄入太少，比如有的人不吃鱼、肉、蛋、奶，也会造成这种情况，这符合蛋白质杠杆效应原理。

所以，遇到问题，一定要首先了解和评估膳食情况，即做好膳食调查。作为求助者，也一定不要隐瞒情况，要把真实情况告知营养师或者健康管理师。

某些食品之所以被称为"垃圾食品"，不外乎以下几个主要原因：维生素损失较多；含致癌物；添加剂较多；糖、盐、油含量高；营养密度较低，能量密度较高，血糖生成指数较高。

对想要保持健康身材和良好饮食习惯的朋友来说，饮食管理很重要，与时间管理类似，可以抓住重要的事情先做。要想少吃"垃圾食品"，先抓住重要的健康的食物来吃，剩余的"胃容量"不多了，也就没有多少肚子（胃口）来容纳"垃圾食品"了。另外，如果想吃"垃圾食品"，也不必完全抗拒，可以适量吃一部分，完全没有必要在禁不住"垃圾食品"诱惑的时候就觉得"这次减肥又完蛋了，我还是抵挡不了垃圾食品的诱惑，还是放弃减肥吧"。这种心理是没有必要的，在后面章节的知识小插曲"减肥过程中9种扭曲的心理认知"会有具体讲解。

3.5 "我真的饱了，非常感谢！"

小贝是一位90后男生，他出生在一个重男轻女的家庭里。从小就在爷爷奶奶的溺爱下成长，这种溺爱也包括了不科学的养育。小贝清楚地记得，在他几岁的时候，每当他吃完饭放下碗，奶奶总会指着旁边刚捞的一碗面说："再把这碗面吃了吧，多吃饭菜营养好。"那时候他小，家长这么说几句，他就听进去了，爷爷在旁边助威，"吃了吧，吃了吧，多吃将来长大个子。"

上小学的时候，小贝已经比其他同学胖了一圈。小贝的爸爸多次和爷爷奶奶说过，不要在小贝吃饱的时候，再让他吃，可是并不奏效。直到小贝和爸爸妈妈不住在爷爷奶奶家了，这个问题才得以暂时缓解。

据小贝所说，其实他从出生就比别人身高要高、体重要重，哪怕爷爷奶奶不让他多吃，他本身就会比别人吃得多，要是爷爷奶奶再让他吃，那就真的不得了了。现在二十多岁了，他觉得自己的胃口总是比别人大，吃完饭如果觉得胃不舒服，就吃健胃消食片，帮助消化，感觉会好一些。

"现在也是，我经常参加一些应酬和宴请，其实已经吃饱了，对方因为客气，一遍又一遍地让我们再吃点。这个时候，我闲着也没事，就又接着吃了。"

我告诉小贝，这种情况下，对方只是为了招待好客人，确保客人喜欢今天的食物，不会饿着肚子回家，享受今天的招待而已。如果你已经饱了，真的没有必要勉为其难。其实你只需要微笑并且很享受地说"我真的饱了，非常感谢！食物很美味，我很喜欢。今天的宴请组织得太棒了！嘉宾们都很友好"等感谢和满足的话语，招待的主人就会非常开心了。

小贝学到了这一招，之后他来咨询的时候和我反馈，"这一招挺好用的，招待的主人并不知道我们停筷时吃到了几成饱，我们自己要有边界感，要为自己的身体把好关才对。同时给予主人充分的肯定、赞赏和感恩，表示我们停下筷子并不是因为不好吃，而是很好吃，并且吃饱了。"看来小贝经过我的一番启发之后，加上自己的实践，成长了很多啊！

3.6 为了躲避"不健康食物"，能量摄入反而更多了

小欣要减肥是因为她的男朋友觉得她胖，应该减肥。小欣倒一直没有减过肥，也没有觉得自己需要减肥。

小欣的体重多年处于正常值的中间值，体质指数BMI大约在20～21之间，有时21多一点。小欣在周围人的眼中，苗条健康，且体型优雅，并不肥胖。只是男朋友觉得她胖，为了减肥，她克制了许多想吃的东西，然而却事与愿违。体重在两周内上升了3～4斤，这对于小欣男朋友来说，可不是小数字了。

　　仔细帮小欣分析了她的饮食之后，发现她减肥前的饮食只有一点点瑕疵，只需要常规增加一点坚果类食物即可达到比较完美的程度。但是减肥开始后，由于她逃避了很多她想吃的食物，有些食物总是容易被人"误会"，比如小欣怕胖而不敢吃鸡蛋，不敢喝牛奶，甚至水果也不敢吃，因为她听说鸡蛋胆固醇高、牛奶有脂肪、水果糖分高。其实即使是高糖的水果，通过和其他食物搭配之后，对她的影响并不大。而取消这类食物之后，小欣需要吃很多所谓的"空气食物"。空气食物多是低脂零食，这类食物油脂含量较低，小欣需要吃很多这类食物，才能停下来嘴巴。小欣吃了十几包低脂零食，还吃了一包代餐面，总能量已经超过了一个纯鸡蛋饼和100g葡萄，但她这个时候仍然想吃鸡蛋饼和葡萄，内心和嘴巴以及胃口都没有得到满足。

　　小欣刻意避开的这些食物其实具有明显的健康益处，只要把握好摄入量，是完全不会导致增肥的，尤其是没有任何基础疾病的二十多岁的年轻人。《中国居民膳食指南（2022）》建议健康成年人每天吃一颗鸡蛋，不弃蛋黄。推荐蒸煮的烹饪方式，相比油煎，可以较少地摄入油脂。小欣不太喜欢吃蒸煮鸡蛋，但是她发现摊鸡蛋饼她可以吃得下，是只放鸡蛋不放油不放料，用小平底锅就可以做出来的那种单纯用鸡蛋做的饼。

　　不少人担心葡萄含糖量高，因为摄入糖分高的食物后胰岛素分泌较多，胰岛素的功能之一就是抑制脂肪的分解，促进脂肪的合成，因此容易导致肥胖。其实葡萄的血糖生成指数和血糖负荷都不高。血糖生成指数GI为46，和碳水化合物含量相乘后的血糖负荷GL为4.3，属于低升糖指数和低血糖负荷食物。所以葡萄当然是可以吃的，即使是升糖指数和血糖负荷较高的水果，我们也不建议完全不吃，而是建议和其他种类的水果搭配，做成水果拼盘。如果某种水果血糖生成指数和血糖负荷较高，那么这种水果量少一点即可。

　　所以面对想吃的食物，未必都需要回避，一味地回避可能会导致营养不良，甚至反而摄入了更多的能量。即使是高能量的烘焙蛋糕，也不需要完全回避，而是要了解食物的成分和营养情况，制订适合自己的摄入频率。

　　另外还要强调的是，减肥首先是取悦自己，是为了让自己更健康更美丽更开心而去做的一件事情。如果你的爱人拥有非一般的审美，只喜欢国际超模那种未必健康的身材，那我们也要理性判断，他（她）是否把你的健康放在其他之前，比如他（她）所谓的"面子"。

3.7 一天称五次体重？你该适当忘掉体重秤上的数字

林经理从事电气行业工作，今年感觉自己的思考和反应速度明显减慢，整个人特别疲惫和臃肿，膝盖等关节常常疼痛不已，胆固醇数据飙升。"这让我非常焦虑和紧张，我还有三个孩子要养。现在他们还很小，要把他们养大还需要很多年，我可不能现在就垮了。"

经过正规就医，林经理知道了自己最主要的问题是：体重要减、饮食要改善、该吃的药得吃。医生为林经理开具了药物处方，并推荐到我这里来进行营养咨询。林经理告诉我，他办公室放了一台体重秤，没有外出业务的时候，他一天要称好几次，到现在也没有摸出什么规律，就是忽高忽低，搞得自己很慌乱。

对于成年人来说，不能长时间不称体重，一个月左右要称一次，这样可以大概知道自己的体重情况。万一有什么大的变化，也能及时发现，比如一些重大疾病（如肿瘤），会使体重在短时间内发生巨大变化。这种情况下及时就医，往往能尽早发现一些重大疾病，并进行医疗干预，可以节约很多人力、物力、财力，避免造成更大的损失。

对于减肥人群，不同的专业人士意见不同，我个人建议每天称一次体重。称体重的时间段要基本固定，最好是在早上排空大小便后，轻便着装上秤。体重秤最好也用同一个，如果能同时具有测量体脂和内脏脂肪的功能，那自然是更好了。这样，能结合体脂和内脏脂肪来配合饮食指导和运动，分析和调整起来会更加精准有效。

减肥期间如果结合了一定的运动和适宜的营养饮食，那么身体的瘦体重（体内非脂肪组织的重量）一般会相应增加，因为肌肉量有所提高。所以这个时候如果只看体重，就很容易打击自己的信心。除了体重，同时关注体脂率的变化、瘦体重的变化、肌肉量的变化，才是更客观全面的监测方式。

一天当中的不同时段称体重，高低起伏是很正常的。一般来说，一天当中有0.5～2kg的体重波动都是正常的，因为会有水、食物等摄入，还有出汗、大小便等排泄，这些都会使体重在一天内产生波动。如果期望体重在一天之内不断下降，那不现实也不科学，所以即使是减肥期间，每天早晨测一次体重即可。

每天早晨的体重可以记录下来，也可以自己手绘体重曲线，以横坐标为日期、纵坐标为体重。每个人都想要体重曲线一直下降，但这是不可能的，只要曲线整体保有下降的趋势，就非常不错了。体重曲线可以直观反映减肥的成效，减肥者看到曲线有下降趋势，成就感和自豪感也就建立起来了。一些体重体脂秤可以和手机软件连接，数据自动上传生成曲线图，这样更为快捷方便，也不失为一种好方法。

有一点需要注意的是，女性在月经期间体重会略微增加，如果正常饮食，一般来说经期结束会恢复正常。因为月经期间身体会大量储存水分，盆腔充血、子宫变大压迫下肢静脉进而影响血液循环形成水肿，也容易出现便秘等情况，都会影响到体重。

✦ 知识小贴士：腰围和腰臀比

体质指数BMI和腰（腹）围中有任何一个超过标准，都算是肥胖。女性的腰围或腹围超过85cm，即为腹部型肥胖；男性的腰围或腹围超过90cm，即为腹部型肥胖。

腰围也是评价人体营养状况的重要指标。测量腰围时受检者应空腹直立、双臂自然下垂、双脚分开25～30cm，测量时平稳呼吸、不要收腹或屏气，在肚脐以上1cm、以腋中线肋弓下缘和髂嵴连线中点的水平位置为测量点。臀围是耻骨联合和背后臀大肌最凸处的水平周径。腰臀比就是腰围与臀围的比值，一般情况下，男性健康的腰臀比低于0.9，女性则低于0.85。

3.8 悠悠球节食（yo-yo dieting）

悠悠球（溜溜球）节食的概念最早是由美国减肥专家凯利在耶鲁大学提出的，形容体重像悠悠球一样上下波动，多是由于极端节食和饥饿减肥导致的，这样的减肥方法会让肌肉和脂肪同时减少。达到一个阶段减肥目标后，若生活方式回到从前，体重自然又像悠悠球一样回弹了。在经常使用能量限制饮食的超重或肥胖人群中，也可以观察到这种现象。悠悠球式波动一般指2.5kg以上的体重来回波动，持续时间有长有短，长的可达几十年。

如果养成好的饮食和行为习惯，体重基本上不会有太大波动。我的一位老师是医学院的营养学教授，已经退休。他的体重管理得特别好，三四十年来波动不超过1.5kg。这个数量级的体重波动就不能算是"悠悠球"。

北京协和医院临床营养科主任医师陈伟教授认为减到目标体重且体重维持6年以上才算减肥成功。要知道体重的大幅度波动对身体的不良影响非常大，甚至可能超过某些超重或肥胖的情况。所以我们要尽可能探索适合自己的健康饮食模式和生活方式，轻松做好体重管理和健康管理。

研究表明，造成体重反弹的因素主要包括不受抑制的进食行为、负面情绪和压力以及对减重困难的消极反应等。减重的维持与内在动机、社会支持、应激事件应对策略、处理生活压力的能力、自我效能感、对生活的责任感以及心理强度和稳定性有关。

3.9 "禁止食物"是否真的能被禁止？

当父母禁止孩子们吃某些食物时，孩子们会想尽办法去得到它们，并且一旦得到，便会不顾一切、狼吞虎咽、失去控制一般地狂吃这些食物。小时候被严格禁止某种食物，一旦成年后没有人限制，曾经的欲望有机会得到充分满足，就会狂吃那些小时候被限制的食物。

北京大学公共卫生学院对儿童肥胖防控的研究发现，对甜品、含糖饮料等食品适当限制比完全禁止更有利于肥胖的防控。实际上，我们的减肥实践也符合这样的规律。所谓的"垃圾食品"如果强制减肥者一点不吃，那么当他撑不住要吃的时候，就认为"完了，减肥又失败了"。如果我们不完全禁止，而是设定好一个大概的食用频率，偶尔吃一次解解馋，那实际上并不影响他的"减肥大业"，对健康也不一定有特别明显的不良影响。

所以，一般不必苛求完全禁止某些食物。还要注意一点的是，对于甜品，我们可以体面地放在主食时间来吃，而不是吃完主食之后再来加一份甜品。比如奶油蛋糕，当我们在合理的频率范围内想吃的时候，可以把这个奶油蛋糕当作主食，省略原本的米饭、面条等主食，避免摄入过多的能量。

4

一些减肥的
"大"问题

4.1　节食减肥月经紊乱了还能好吗？

小梅是一位离异多年的单亲妈妈，带着两个孩子生活。前夫虽然签署了支付孩子学费和生活费用的法律文书，但是他从来没有按照规定履行过。小梅不想找前夫要钱，不想生这个气，宁愿自己辛苦一点工作赚钱养活自己和孩子。由于生活拮据，饮食难以做到健康，常常靠一些价格相对较低的主食来填饱肚子，新鲜的蔬菜水果比较贵，两个孩子和小梅都很少吃得到。

小梅在一家公司做前台，因为饮食不均衡，逐渐发胖。人事专员告知她需要有健康苗条的形象，否则老板可能会换人。小梅为了保住工作，自己节食减肥了一段时间，月经变得紊乱，时有时无，后来竟然停经了。眼看不能再这么下去，托人找到我咨询。

小梅经过一段时间的科学调理，月经恢复正常。再后来，小梅工作状态逐渐变好，除了前台的基础工作，领导有时还会带着她多做一点别的事情。工作本领多了，收入自然也会多一些。经济条件好一点以后，她还向我咨询孩子的营养问题。经过调理，孩子身高、体重、心理状态等发育状况全部向好，从班里的体育课、文化课各方面落后的后进生，慢慢进步。

女性需要生育后代，进化的结果就是到了生育年龄，女性就会在臀部和大腿储存脂肪为怀孕做准备，这些脂肪在围生期、哺乳期都会用到。过度节食就会使身体认为目前的身体机能已经无法兼顾生育的能力，于是就停了月经，进入节约能量的"饥荒"模式。

4.2　出汗就是减肥了吗？

出汗与减肥没有必然的直接联系，出汗排出的主要是水分、盐分等，而不是脂肪。

如果是运动导致的出汗，那么由于运动消耗了一定的能量，在能量摄入一定的情况下，理论上增加了能量消耗，降低了脂肪储存和体重滞留的概率，这种情况下其实是运动带来了一定的减肥效果，而不是出汗本身。另外，出汗量的多少也不能反映能量消耗的多少。不同的人在同样的环境下进行运动，出汗量可能会相差很大。有的人出汗少但是运动量大，能量消耗高。

如果是由于环境温度较高或情绪紧张而导致的出汗，其实能量消耗方面并没有太多的增加，当然情绪紧张也会导致肌肉收缩从而消耗一部分能量，但十分有限。

出汗有调节体温的作用，正常出汗对身体健康是有好处的。但是如果出汗过多，也有可能导致脱水或电解质紊乱，出现头晕眼花、肚子痛等症状。所以不要为了减肥而盲目出汗，如果是运动出汗，则要注意运动前、运动中、运动后对水分和矿物质的科学补充。

温度较高地区的人因为多种原因，超重和肥胖的比例较小，但是如果不注意科学饮食、适度运动等健康生活方式，也是会超重和肥胖的。并不是气温高，出汗多，就不会超重和肥胖了，这一点还是要区分清楚的。

4.3 厨房电子秤要不要用？

对于较大体重基数的减肥者来说，在减肥初期，可以不使用厨房电子秤，而是以调整饮食结构为主。随着饮食结构的调整，健康食物引入，而一些不健康食品的摄入自然而然地减少，减肥者的整体健康状态会逐渐好转。

减肥初期目标完成后，根据客户的需求，可能还要再减重2~6kg。这个时候，往往需要更加精准的量化饮食。主食、奶类、坚果、水果的摄入量和种类需要更加细致地规划，必要的时候，需要给到个体化量化的精准配餐方案。这样的配餐方案，一般不会将菜品精确到蚝油生菜或是宫保鸡丁，只会给出一个大类，比如蔬菜菌菇类在午餐摄入多少克，鱼禽肉类在某一餐或者一天中摄入多少克。这一阶段可以开始使用厨房电子秤。

如果要减的体重本身就在5千克以内，那么一开始就可以建议减肥者使用厨房电子秤。

注意餐谱给出的食物重量一般是食物的生重可食部分，意思就是食物生的时候的重量，而且是只称可以食用的部分，比如排骨的骨头就不算可食部分，苹果和梨的核也不算可食部分。

使用厨房电子秤之后，通过对不同食物不同加工状态下重量的了解，减肥者对于食物的生重、熟重会有更为直观的认识。一段时间之后，客户可以逐渐脱离厨房电子秤，不需要样样都称、每顿都称，只在必要的时候称即可。所以使用厨房电子秤并不会特别麻烦，熟悉之后就会游刃有余。

《中国居民膳食指南（2022）》中给出的标准物品定义和用途

参照物规格和尺寸	用途
直口碗，直径11cm，高5.3cm	主要用于衡量主食类食物的量
浅式盘，直径22.7cm	主要用于衡量副食的量
圆柱形杯子，250mL	主要用于衡量奶、豆浆等液体食物的量
瓷勺，10mL，总长12.6cm，最宽处4.6cm	衡量油、盐的量
乒乓球	比较鸡蛋、奶酪和肉的大小
网球	比较水果的大小

4.4 "我应该用多大的碗？"

一般来说，我都会给减肥者换碗的建议，换成更小的碗或者市面上能买到的最小的碗。因为大部分人都会尽量把自己碗里的食物吃完，而且我们也鼓励"光盘行动"，不浪费食物。很多人对于停止继续吃饭的反射信号仅仅是碗里的食物没有了，即使悄悄再往碗里添加饭菜，大部分人依然会把自己碗里的食物都吃完，并不会识别出来超过了自己日常食量的部分。

《中国居民膳食指南（2022）》中列出了常见标准量具参照物，一碗的参照物标准为直径11cm、高5.3cm的直口碗，主要用于衡量主食类食物的量；一盘的参照物规格尺寸为22.7cm直径的浅式盘，主要用于衡量副食的量；一杯的参照物规格尺寸是250mL的圆柱形杯子（直径5.9cm，总高14.4cm，净高12.5cm），主要用于衡量奶、豆浆等液体食物的量；一勺的规格尺寸为10mL的瓷勺（总长12.6cm，宽4.6cm），可衡量油、盐的量。这些标准仅供参考，购买的时候不一定完全按照这样的规格尺寸来买。

4.5　吃饭速度快慢与肥胖有关系吗？

吃饭较快的人，中枢神经的饱食反馈晚于他的进食动作。通俗来讲就是，还没来得及减慢进食速度或者停止进食，摄入食物的量已经超过了他所需要的摄入量，这样就导致吃多了，容易造成超重和肥胖。

日本的一项调查发现，在各种不良的进食习惯中，吃饭快致肥的效果最显著。研究表明，较慢的进食速度可以提升肠道中与饱腹感有关的激素水平，吃饭快会增加中年人出现胰岛素抵抗的风险。

多项调查证明，吃饭快的人的确具有更高的发胖风险。吃得快的人，确实成为胖子的风险更大，而吃饭快再加上吃晚饭时间晚，或者吃饭快再加上不吃早餐，或者吃饭快、吃晚饭时间晚、不吃早餐这三个不良进食习惯兼有的人，肥胖的风险更大。

范志红教授认为，进食速度不一定是影响是否长胖的独立因素，但是如果一个人进食速度比较快，可能和他的饮食结构有关系，可能精白米面摄入多，全谷杂粮比较少，果蔬成分比较少，比如一个苹果自然比一个白面包被完全吃掉花费的时间多一些。吃得快也会让大脑的饱中枢来不及做出反应，错过控制食量的时机，容易长胖。所以，我们要适当多吃高纤维、耐嚼的食物，这些食物需要花费较多的咀嚼时间，保持适宜的进食速度，给大脑反馈留点时间。

4.6　如何准备零食防饥饿？

提到"零食"，很多人认为它是一个不好的词，吃零食就是不对的，其实不然。《中国营养科学全书》（第2版）中给出了零食的概念：**零食是指非正餐时间所吃的各种食物和（或）饮料**。并认为：合理地选择零食可以作为日常膳食的有益补充，可以在两餐之间吃少量零食。

一般来说，对于零食的选择标准，儿童的要比成年人更为严格，那我们看一下权威指南对于儿童零食是怎样的建议。《中国儿童青少年零食指南》推荐学龄儿童应选择清洁卫生、营养丰富的食物作为零食，如新鲜蔬菜水果、坚果、奶及奶制品、大豆及其制品等。

对于成年人来说，无添加糖的酸奶、坚果、水果是比较好的零食选择，可以用于两餐之间，也比较方便携带。职场人士可以在办公室常备，工作间隙饿了就可以吃。这类食物适量食用基本不会影响下一餐进食，可以避免血糖过低导致头晕或影响工作效率，同时补充一些蛋白质、好的油脂（如单不饱和脂肪酸）、维生素和矿物质等。

坚果含有一些植物蛋白，还富含维生素E和单不饱和脂肪酸，对于调整糖代谢和脂代谢、改善心脑血管健康均有裨益。两餐之间饿的时候吃点坚果，比吃饼干、薯条、薯片、糖果、蛋糕、面包、沙琪玛、华夫饼等办公室常见的高脂高糖高能量的食物更优。调整好每天必备的办公室零食种类，长期下来人的健康状态就会大不一样，体重数据也会有很大的不同。

《中国居民膳食指南（2022）》推荐平均每周摄入坚果50～70g（平均每天10g左右）。由于坚果脂肪含量高，若不知不觉摄入过多，宜导致能量过剩，所以应注意适量。如果摄入过多，应减少一日三餐中其他的食物来源。坚果按照原料来源分为树坚果和果实种子。常见树坚果主要有核桃、扁桃仁、杏仁、腰果、开心果、松子、榛子等；果实种子有花生、葵花子、南瓜子等。

专家还建议经常更换坚果品种或多种坚果混合搭配，可使用家用厨房电子秤称重。选择坚果时尽量选择口味较淡、含盐量少甚至不含盐的，既可以减少盐分的摄入，又可以一定程度上避免吃坚果停不下来的情况出现。板栗等碳水较高的坚果，可列为次选。

范志红教授在《吃的选择》一书中非常推荐核桃这种坚果，认为核桃不仅能帮助预防心脑血管疾病，还有很大的补充营养的作用。核桃是常见坚果中含抗氧化物最多的一种，也是含欧米伽3脂肪酸最多的一种。它还富含维生素E、多种微量元素、植物固醇等。范老师还推荐了一些核桃的吃法，如将去壳后的核桃直接搭配早餐吃；将核桃仁切碎，拌在各种凉菜里吃；将核桃仁切碎和葡萄干一起拌在酸奶或燕麦粥里吃；核桃碎用于馒头、饼、面包制作；核桃和黑豆、黄豆一起打成浆喝。

豆浆也是一种不错的零食选择，最常见的就是黄豆豆浆。黄豆豆浆中的蛋白质是优质蛋白中的大豆蛋白，除动物性食物中的优质蛋白之外，大豆蛋白是唯一的植物蛋白中的优质蛋白。

豆制品还包括豆腐、豆腐丝、豆腐皮、豆腐干、素鸡、豆芽以及豆豉、腐乳、豆瓣酱等。豆制品当中含有植物雌激素，具有双向调节性激素的作用。对于忙于工作的上班族来说，很少有时间泡豆子、打豆浆，那么既然要点外卖，把那些熟知的不健康食品，换成一份热乎乎的不加糖的现磨豆浆，不仅获益了健康，还可以减少花费。

4.7 减糖与减肥有怎样的关系？

食物中的碳水化合物在体内被分解为葡萄糖，进入血液。血液中的葡萄糖浓度上升（即血糖上升），刺激胰腺分泌胰岛素。胰岛素是唯一降低血糖的激素，可以维持血糖稳态，同时也能促进糖原、脂肪和蛋白质的合成，而抑制脂肪的分解供能。血糖值下降到一定程度，人就会产生饥饿感，需要进食。如果摄入食物中的碳水化合物太高，供能过剩，最终身体内使用不掉的糖分会转化为脂肪存储起来，不利于减肥。

碳水化合物以前也被称为糖类，单糖是不能被水解的最简单的碳水化合物。如果食物中碳水化合物比例高，添加糖比较多，就会导致刚才讲到的恶性循环。所以，一般所说的减糖，一层意思是减少添加糖，还有一层意思是减少碳水化合物类食物所占的比例。当一餐中优质蛋白、脂肪、膳食纤维、碳水化合物搭配合理均衡时，胰岛素的工作就会正常稳定，不会分泌太多；反之，胰岛素就会过多。

哈佛医学院Belinda Lennerz博士指出，高糖含量的食物摄入后不仅会引起血糖在短时间内快速升降，容易产生饥饿感，有时还会让人变得易怒。研究者对受试者进行了磁共振扫描，显示大脑内调节和感受快乐的伏隔核接收到了刺激，而同样的刺激会在人们服用了类似可卡因等毒品后被检测到。这表明，高糖食物会刺激大脑中跟成瘾有关的区域，这也是 "糖" 的另外一层作用，也是一种危害。

如今食品工业发展日新月异，出现了不少减糖主食，如低糖面、低糖米、低糖麦片等。我觉得也可以在看好配料表和成分表的前提下适当尝试，当然一般情况下也没有必要逼自己顿顿吃这个，可以作为调剂，换换口味和心情，适当让胰岛的 "工作量" 减少一些。

4.8 减肥是否需要关注体脂率和腰围？

体脂率（body fat percentage，BF%）又称体脂百分比，是指人体脂肪组织重量占体重的百分比。

《中国营养科学全书》（第2版）中讲道，日本肥胖学会2011年制定了采用体脂率判断肥胖的标准。男性的评估不分年龄，体脂率20%～25%为轻度肥胖，25%～30%为中度肥胖，30%以上为重度肥胖。女性当中分为6～14岁和15岁以上，评估标准不同：6～14岁，25%～30%为轻度肥胖，30%～35%为中度肥胖，35%以上为重度肥胖；15岁以上，30%～35%为轻度肥胖，35%～40%为中度肥胖，40%以上为重度肥胖。

《中国居民膳食指南（2022）》指出，为健康和生理功能的需要，男性必需体脂率最少应在3%～8%，而女性必需体脂率最少应在12%～14%。成年男性、女性的必需体脂率和健康体脂率范围如下表：

	必需体脂率	健康体脂率
男	3%～8%	15%～20%
女	12%～14%	25%～30%

男女的体脂率不同，部分原因是女性的雄性激素较少，只有男性的1/20。而雄性激素能够促进蛋白质合成代谢，促进骨骼、肌肉的发育。

　　减肥不仅要关注BMI，还应该注意将体脂率调整到较好的范围。也就是说我们不能忽视身体的瘦体重，即除去体脂肪之外的体重，包括人体肌肉、骨骼、内脏和大脑等组织的重量。要尽量避免减肥过程中肌肉量下降的情况出现，总体重下降、体脂率下降、肌肉量基本稳定或根据情况适当增加是相对比较理想的现象。可以使用体重秤、体脂秤等设备来监测BMI、体脂率、瘦体重等数据，有些可与手机、手环等设备连接，跟踪起来比较方便，也容易查看。

　　有的超重和肥胖者的体形像苹果，大部分体脂储存在上半身，主要在上臂、胸部和腹部；有的超重和肥胖者体形像梨，体脂聚集在下半身，特别是髋（胯）、臀部和大腿。男性超重和肥胖者似乎更多为苹果体形，女性则较多为梨形。根据以往的经验，苹果体形在心血管疾病和糖尿病等疾病的发病率方面相对更高。

　　脂肪分布可以用腰围值以及腰臀比值来判定：

　　（1）站立时测量腰围，男性腰围35in（约88.9cm）以上，女性腰围32in（约81.28cm）以上，对健康的危害最大。

　　（2）腰臀比：即胸廓下到肚脐之间测量腰的最小周长，除以臀部最宽点的髋周长值，男性比率大于0.9、女性比率大于0.85时，即为中心性肥胖，又名内脏型肥胖，对健康的危害最大。

4.9　如何从减肥过渡到体重管理和健康管理？

　　"减肥"这个词有时会让人有种不适感，有时会让人感觉目的性太强。减肥如果能和体重管理、健康管理有机地结合起来，似乎才步入了正轨。每个人都是自己健康的第一责任人，任何人都不能代替自己承受病痛的折磨。所以自己有责任了解如何善待自己的生命，学习如何高效地利用自己的身体。

　　如果配偶、子女、男（女）朋友、咨询师、医生、教练、健康管理师都比你更着急，用尽一切办法后集体对你无语，可能你也要站在他们的角度，反思一下，如果能尽早改善饮食和生活方式，可能能为家庭节省更多的花费，为一家人在一起度过更长久的其乐融融的日子贡献自己的一份力量。尽可能多学习相关的健康知识，时间是最珍贵的，不要等到来不及的时候才去后悔。

我认为体重管理和健康管理应根据不同年龄的指南建议按时体检，定期称重，每周一次（至少每月一次）称体重。可以帮助我们及时发现体重的变化，结合饮食等生活方式，有效地做出调整，防止体重进一步飙升，有效避免大基数减肥的发生。如果体重有大幅度下降，应该及时就医，做全方位的检查，有利于重大疾病的早发现、早治疗。

每年一次体检可以及时筛查出来很多身体问题，如妇科病变、早期肿瘤、代谢综合征，如果及时发现后积极求助专业人士或学习专业书籍，调整自己的饮食和生活方式，那么很可能会相当于一次重生，有效地延长生命的长度，并且可以改善生活质量。

减肥过程切不可简单地只看体重数字，忽视正确的饮食和健康的生活方式。如果导致营养不良、进食障碍，影响到正常的学习、工作和生活，那将得不偿失。减肥未必需要大张旗鼓，妇孺皆知，而应该是把健康管理和科学减肥的理念渗透到我们每天的每一分钟、每一秒钟，甚至每一口食物、每一步路中。享受健康减肥的过程，珍惜自己逐渐变得更好的每一天，相信未来别人看到的一定是一个自信、健康和充满魅力的你。

减肥的同时要让身体保持健康活力，具备较好的免疫力（也就是我们常说的抵抗力），不能减肥后变得弱不禁风。不要因减肥而打乱正常的生活，降低生活品质。健康地减肥不会皮肤暗沉、面色黑黄，反倒会变得清爽白净。

短期的减肥要和长期的体重管理相结合，让体重长期处于合理、可控的范围内，将体重管理的方法和细节落实到日常生活中。结合体质指数、体脂率，给自己设定一个大概的区间，定期监测，熟悉自己目前的身体状况。重视每一个细节，认知提升后自己可以随时微调，体重也就掌控在了自己的手中。就像开车时不能只盯着方向盘，而是要把握好前进的方向，才不会左右晃动，迷失在途中。

5

与食物做朋友，
共同度过愉快时光

5.1 追剧、打游戏、加班之后想点夜宵怎么办？

追剧、打游戏、加班之后想点夜宵了，怎么办？如果这一天三餐都吃过主食，先不要急着点夜宵。首先问一下自己，今天喝奶了吗？今天吃鸡蛋了吗？今天吃坚果了吗？今天吃水果了吗？

如果这几种食物没吃，查漏补缺，先把这几种食物安排上，很可能就已经饱了。而如果什么都不管，直接叫一份单人套餐外卖，吃米饭、面条这类碳水化合物食物，很容易使体重较快上涨。

如果你经常加班又超重和肥胖，很可能就是"过劳肥"。实际上"过劳肥"也是可以避免发生的，其原因归根到底一方面是饮食不够均衡，高营养密度食物摄入较少而高能量密度食物或高碳水化合物食物摄入太多；另一方面是睡眠不足以及生活方式不够健康，包括运动较少，生活作息不规律等。

5.2 天然食物做调味，减少油盐糖摄入

盐的主要成分是钠，过量的钠会导致水钠潴留，引发水肿等，也会引起体重上升。中国营养学会编著的《食物与健康——科学证据共识》中讲道，高盐（钠）摄入会增加高血压、胃癌的发病风险，也可能增加心血管病的发病风险。

膳食中油脂的供能比例与肥胖的发病风险呈正相关，膳食中总油脂供能比不超过30%有助于维持健康体重，综合评价等级为A级。调查研究表明，过多的脂肪摄入是超重和肥胖发生的重要危险因素，过多的油盐摄入是我国居民肥胖和慢性病发生的重要影响因素。

过多摄入添加糖可增加龋齿的发病风险，还容易长痤疮；添加糖的摄入与肥胖的发病风险的关系与是否控制总能量摄入有关，在自由饮食不控制能量摄入的情况下减少糖的摄入能降低体重的增加；高糖摄入与高血压、2型糖尿病、全因死亡率等都有一定的相关性。

典型的添加糖在体内的代谢需要消耗多种维生素和矿物质，因此吃太多白糖会导致维生素缺乏、缺钙、缺钾等营养缺乏状况发生。世界卫生组织曾调查23个国家的人口死亡原因，调查显示长期高糖饮食者的平均寿命比正常饮食者短10～20年，意味着吃糖较多会使寿命缩短。

添加糖是纯能量物质。长期过多饮用含有添加糖的饮料不但增加超重和肥胖风险，也会引发多种慢性病，建议不喝或少喝含糖饮料。烹调用糖要尽量控制到最小量，除了糖醋、拔丝等特殊烹调方式之外，最好不放糖。尽量培养清淡的口味，减少对甜味的依赖。同时，也要少食用高糖食品。《中国居民膳食指南（2022）》建议控制添加糖的摄入量，每天不超过50g，最好控制在25g以下。

购买食物时，如果食品包装的配料表上比较靠前的位置有白砂糖（红糖、冰糖等）、果糖、葡萄糖、玉米糖浆、果葡糖浆、麦芽糖等，那么就要谨慎一些了。因为配料表中的成分是按照含量的多少排序的，排在前列的就是含量较多的。

另外，如果食品标明为无糖食品，那么我们要通过查看配料表和营养成分表来辨别是否真的是无糖食品。无糖食品和无添加糖食品是不一样的，比如鲜榨果汁，即使没有额外添加糖，也不能称为无糖食品，水果当中无疑是含有一些糖的，有的甚至还很多，所以我们不能忽视天然食物本身含有的糖分。碳水化合物以前也叫作糖类，所以碳水化合物含量如果不是零，那么实际上就不能算作无糖食品，在一些豆浆粉、燕麦片、黑芝麻糊、奶粉等包装食品中尤其要注意这一点。仔细观察你会发现，不仅水果罐头中含有添加糖，甚至鱼罐头、加工肉类（如火腿肠、肉脯）、各种酱料（如辣酱、豆瓣酱、烧烤酱、番茄酱）、咖啡、奶茶、泡菜等食品中都含有糖。

量化使用油盐，以计量方式（定量盐勺、带刻度油壶）减少油、食盐、糖等调味料的用量，逐渐培养清淡的口味。按照目前每天食盐和烹调油的个人用量，设定减盐控油的目标，循序渐进，逐渐降低摄入量，最终达到成年人每天的食盐用量不超过6g，将烹调油控制在30g以内。

调查研究表明，我国居民食盐的摄入量约为世界卫生组织推荐量的2倍。摄入过多的盐会让人的血压升高，而高血压是引起心脏病和脑卒中的主要危险因素。世界卫生组织建议每人每日食盐的摄入量不超过5g。

除了烹饪时盐的用量要注意之外，还需要了解"隐形盐"的存在方式：如酱油、蚝油、豆瓣酱、酱菜、咸菜、榨菜、泡菜、零食（饼干、辣条）、腐乳、鸡精、味精、鱼露、面包、蛋糕、冰淇淋、苏打水等食品中都含有钠。要学会看食品包装上的营养成分表和配料表，尽可能选择低钠、低添加糖等较为健康的食品。

还可以使用具有特定芳香气味的天然食物作为调味品，增加食物的香味，一定程度上可以减少对油、盐、糖的依赖，如罗勒碎、花椒、孜然、八角、小茴香、大茴香、香菜、葱、姜、蒜、胡椒、尖椒、柠檬、桂皮、芥末、鼠尾草、甜紫苏、甜菜、迷迭香、百里香、牛至等。还可以做菜时放一些醋，即使少放了盐也不会觉得味淡，有助于提升菜品的鲜香味。餐桌上不要常规摆放盐，以免就餐时加盐。

反式脂肪酸是油脂当中的一个重要的"反派"成分，它可以增加我们患心脏病的风险。主要存在于各种含有氢化植物油的糕点、代可可脂巧克力、方便面酱料、沙拉酱以及一些油炸食品中。食品包装上的营养成分表中，反式脂肪酸会单独列出在"脂肪"下方。

有的朋友经常会有疑问，有的食物明明肯定含有反式脂肪酸，但是为什么营养成分表中反式脂肪酸显示为"0"？这是因为，现行的食品标签标注的标准规定，反式脂肪酸含量在0.3mg/g以下，这一栏可标为"0"。所以，如果我们看到配料表有反式脂肪酸成分，如氢化植物油、部分氢化油，就该知道该食物一定含有反式脂肪酸，即使反式脂肪酸这一栏标注为"0"。另外，起酥油、植物奶油、植物黄油、代可可脂等，也要警惕。

限制添加糖的摄入有助于健康减肥。添加糖不包括水果、蔬菜等天然食物中包含的糖分，主要指人工额外添加的糖，以蔗糖为主，包括白砂糖、红糖、冰糖、蜂蜜等。**世界卫生组织推荐成年人每天摄入的添加糖不应超过25g，如**

果不留意，很容易超过这个限制标准，比如一块泡咖啡的方糖就已约7g。甜味剂不会影响糖类代谢，但是又能让我们感受到甜味。不同的甜味剂来源不同，甜度不同，安全性也不同。相对人工甜味剂而言，天然甜味剂的安全性更高，比如罗汉果可提取出罗汉果甜苷这种天然甜味剂，甜叶菊中可提取天然甜味剂甜菊糖苷。我们可以必要时直接使用罗汉果、甜叶菊代替添加糖来满足日常生活中的甜味需要。

5.3 分餐制和使用健康餐盘助减肥

分餐比大锅饭更加卫生，不易感染幽门螺杆菌，而且能清楚地看到自己吃了多少。使用健康餐盘既可以起到分餐的作用，还可以帮助均衡饮食。健康餐盘可以选用3格到4格的，还可另外搭配一个小碗和一个小碟。其中，一格可以放谷薯类主食，比如红薯、杂豆饭、杂粮面；一格放白肉菜（包括鱼虾和禽肉类），比如番茄鱼或者芹菜虾仁；第三格放一个红肉类菜（包括猪肉、牛肉、羊肉等），比如番茄牛肉、洋葱羊肉、青椒炒肉；另外一格可以放纯素菜和豆制品，比如蒜蓉油麦菜、小葱拌豆腐、凉拌黄瓜等。小碗里面可以盛放牛奶、酸奶或汤；小碟子里面可以放坚果、水果、海带或海草等。也可以根据自己的情况或者餐谱，创造性地使用餐盘。

5.4 吃饭顺序有讲究

与先吃主食后吃蔬菜/肉类的进餐顺序相比，先吃蔬菜/肉类后吃主食，肥胖人群餐后血糖、胰岛素水平明显降低。按照蔬菜-肉类-主食的顺序进餐可以降低餐后血糖波动。长期坚持，可以使2型糖尿病患者餐后血糖及糖化血红蛋白水平显著降低。

"吃饭要讲究顺序"这个结论在健康人群中同样适用。研究发现，对于健康人群，按蔬菜-肉类（蛋白质类食物，还有蛋、奶）-主食的就餐顺序，餐后血糖和餐后胰岛素水平是最低的，按蔬菜-主食-肉类的就餐顺序次之，按主食-蔬菜-肉类的就餐顺序最高。

上述研究之所以出现这样的结果，是因为蔬菜的膳食纤维延缓了食物的吸收利用。另外膳食纤维还使人产生饱腹感，间接减少了食物的摄入量。海带、黑木耳、芹菜等都是含有水溶性膳食纤维的食物，它们像海绵一样，不断吸收经过肠道的糖分、胆固醇和三酰甘油，使之不被肠道吸收，而是被排出体外，减少了体内吸收和储存。

所以我们把这个理论落地，大概可以梳理出三种模式：

（1）先吃一小碗蔬菜，再吃一小碗肉，最后吃主食；

（2）第一口吃蔬菜，第二口吃肉，第三口吃主食，第四口、第五口、第六口仍然按照这个顺序，以此类推；

（3）先吃一小撮蔬菜，比一口多，比一碗少。然后再蔬菜、肉、主食混合吃或依次轮流吃。

除了这三种模式，大家可以根据自己的情况，依照这个理论，创造新模式，落地执行。

吃菜之前也可以先喝一碗汤，但是这个汤如果是高油、高盐、高嘌呤的肉汤，反倒不健康，更建议是少盐少油的番茄海带汤、黄瓜豆腐汤、紫菜蘑菇汤等这些类型的蔬菜、菌菇、藻类、豆制品的混合汤。

5.5 我的世界里不能没有粥怎么办，还能减肥吗？

对于很多中国人来说，粥是非常亲切的食物。一碗粥下去，又暖和又舒服。对于超重和肥胖又喜欢喝粥的人来说，可以有很多小窍门降低自己体重上升的风险。比如粥里面加奶、豆浆、红豆、绿豆、鹰嘴豆、薏仁等，做粥用的米除了精白米，还可以用血糯米、糙米、燕麦米、紫米、高粱米、玉米渣等粗杂粮。这样做不仅可以降低血糖应答，还可以降低整碗粥的总能量值。

根据我国的膳食宝塔，首先补充平时几乎没有摄入的食物种类，比如长期不喝牛奶、酸奶、豆浆，那么先把这些食物补上。其次，增加主食的丰富性，减少对粥的依赖。山药、红薯、紫薯、芋头、土豆这些薯类也是不错的主食。还可以有全麦面包、海鲜蔬菜疙瘩汤、荞麦面、莜面栲栳栳等多样化主食。可以将食材单调的精白米粥改成杂豆杂粮粥。

这样一来，既可以增加食物的丰富度，改善营养状况，还可以扭转体重不断上升的局面。原本的精白米粥改成杂豆杂粮粥，增加了膳食纤维、B族维生素的摄入；增加奶和豆浆摄入即增加了蛋白质、钙、类黄酮的摄入；增加酸奶摄入即增加了益生菌摄入，有助于调节代谢紊乱、改善乳糖不耐受、改善便秘、缓解和预防"三高"或"四高"；增加海鲜蔬菜疙瘩汤的摄入，既增加了蔬菜中的膳食纤维、植物化学物，又增加了来源于海鲜的优质蛋白。主食不仅吃米，也要吃面，个人提倡1∶1的日常米面比例。

5.6 不吃早餐不能减肥还致病，过午不食也类似

如果不吃早餐，那么前一天的晚餐到第二天的午餐间隔时间会特别久，长达十几个小时。肝脏分泌的胆汁淤积在胆囊中，胆囊日复一日长时间不蠕动，胆汁中的胆固醇浓度升高到一定程度后析出沉淀，形成结石，并且会逐渐增大。所以不吃早餐会增加患胆囊结石的风险。

如果不吃早餐，到了中午即将进食时我们已经产生了非常强烈的饥饿感。极度饥饿甚至可能并发低血糖的情况下，会吃得更快更饱，接近于暴饮暴食，容易引起胃炎、急性胰腺炎、胃急性扩张等疾病发作，严重时危及生命。长时间未进食的饥饿状态又调动了机体储存能量的模式，储存能量的功能增强，摄入更多的食物以满足储存脂肪的需要，从而导致了体脂进一步升高。

过午不食与不吃早餐有点类似，都是长时间不吃饭。过午不食是第一天的午餐与第二天的早餐衔接，长时间处于空腹状态，同样也不利于血糖的稳定。饥饿之后的进食容易使血糖迅速飙升，使胰岛素过度分泌，导致脂肪沉积。不同之处在于，不吃晚餐还会影响睡眠质量，使瘦素分泌减少，热量消耗降低。

长期过午不食对身体各器官和系统都有严重的危害。

✦ 知识小插曲：吃饭时间提前一些有利于减肥

主流营养学提倡3∶4∶3的早中晚三餐比例，但是很多人做不到，尤其是一线城市的职场人。他们可能不加班的情况下六点下班，路上一个小时到一个半小时，到家就七点到七点半了。如果有人帮忙做好了饭，到家就可以吃，吃完大概就七点半到八点了。如果没有人帮忙做饭，他可能会自己做饭或者点外卖，也可能在外面吃完再回家。这个时间节奏都算是正常下班的，还有相当一部分职场人经常加班，十点、十一点下班也是常有的事，有时甚至十一二点钟吃点夜宵还要再回公司接着干活。

芬兰一项长达七年的随访研究表明，当一天中摄入能量相同时，晚上进食比例最高的那一组，发生肥胖的风险是最低组的1.97倍。一项420人的为期20周的减重研究表明，其他维度因素都相同的情况下，午餐吃得更晚的人，无论是减掉的体重，还是减重的速度，都不如午餐吃得更早的人。

人体的消化节律以及骨骼肌和神经系统工作的节律与日照光线的节律是步调一致的，当我们日出而作日落而息时，食物能够高效地为人体提供能量，脑力劳动和体力劳动都更为高效。当我们颠倒作息或者很晚吃饭时，身体各个系统的工作节律陷入紊乱状态，效率低下，而且晚上摄入的食物没有更多的机会去消耗掉，所以容易将剩余的能量囤积在体内。

最好能做到定时定量吃饭，比如早饭时间是七点到八点，午饭时间是十二点左右，晚饭时间是六点左右。两餐之间固定选择健康零食来配合，如低糖水果、坚果、酸奶。坚持一段时间，你会发现这样的模式吃下来感觉身体既轻松，又舒服，身体会遵照这个健康的节律高效运作，如果偶有"迟到"，身体还会"温柔"地提醒你，比如肚子咕噜咕噜叫起来了。但是如果你对这种"友善"的提醒置若罔闻，那么身体就会发动更大的动作，直到你无法忽略，浑身难受。如果你等了太久才去"回应"身体的提醒，它还会让你吃得又快又多，好弥补"缺失"。

5.7 识别高营养密度的食物和抗炎食物

营养密度是指食物中以单位能量为基础，含有的维生素、蛋白质、矿物质等重要营养成分的浓度。能量密度（energy density）是指单位重量或体积的食物中包含的能量，也称为热量密度。烘焙蛋糕与鸡肉蔬菜沙拉相比，烘焙蛋糕显然是高能量密度食物，而鸡肉蔬菜沙拉则是高营养密度食物。

鱼肉、鸡肉、虾肉做熟以后基本上都是白色的，所以我们习惯于把鱼禽肉称为白肉，而猪肉、牛肉、羊肉为红肉。红肉中脂肪和能量含量较高，脂肪种类以饱和脂肪酸为主，猪肉的脂肪含量最高，羊肉次之，牛肉最少，尤其是牛腱肉脂肪更少。过多摄入红肉会摄入过多的饱和脂肪酸，增加肥胖、四高、心脑血管疾病以及肿瘤等的发病风险。

鱼、虾、鸡等白肉中碳水化合物、脂肪含量较低、能量也较低，所以减肥过程中不要忘记吃白肉。鱼虾蟹贝等水产品，蛋白质含量较高，并含有多种维生素和矿物质，如钙、磷、碘、锌、硒、钾、镁、钙、维生素A、维生素D、维生素E、维生素B_1、维生素B_2等，例如，鱼的肝脏中含有丰富的维生素A、维生素D，虾皮当中钙含量高达2%。另外，鱼虾类食物中含有的脂肪为n-3系列多不饱和脂肪酸，可以起到抗炎作用。可以直接买去皮鸡肉。研究表明，在总能量相同的情况下，每天摄入一份带皮鸡肉，4年后体重增加0.48kg，如果是去皮鸡肉，4年后体重不变。禽类肉的皮脂肪含量较高，高达44%，所以吃禽类肉时把皮去掉很有必要。鸡翅类的食物皮脂含量也很高，要注意把握食用频率。

糖尿病学的泰斗、复旦大学附属华山医院内分泌科主任医师、复旦大学糖尿病研究所所长胡仁明教授将肥胖、2型糖尿病、非酒精性脂肪肝及动脉粥样硬化比作"一根藤（慢性低度炎症）上的4个瓜"，由此在国际上首次提出了代谢性炎症综合征（metabolic inflammatory syndrome，MIS）的概念，并建议将伴有4个代谢性疾病中2个或2个以上的患者诊断为代谢性炎症综合征。如果不把"藤"去掉，只是把"瓜"摘掉，并不能起到根本的改变，"瓜"还会继续长出来。而如果把"藤"去掉，才是解决了根本问题，"瓜"也不会再长出来。

　　研究发现脂肪组织中有炎症因子的表达，并且在肥胖者中多种炎症因子升高，因此医学界认为肥胖是一种慢性炎症性疾病。超重和肥胖者体内的脂肪组织超出了自身的调节能力，逐渐诱发炎症反应和代谢紊乱。

　　n-3系列多不饱和脂肪酸有时也被称为欧米伽3脂肪酸，具有抗炎症的作用，可以降低血液中的甘油三酯，调节糖代谢和脂代谢能力，有助于减肥和改善"三高"或"四高"，预防动脉粥样硬化。减肥者适当多吃一些多脂鱼也算是一种抗炎饮食，多脂鱼中的脂肪以n-3系列多不饱和脂肪酸为主。

　　所以我们可以适当采用"抗炎"饮食的食材和方法，有助于减少"藤"，即缓解代谢性炎症综合征。当这个"藤"消除以后，"肥胖"这个"瓜"也就自然而然地掉了。

　　n-3系列多不饱和脂肪酸为主（也就是欧米伽3脂肪酸）和n-6系列多不饱和脂肪酸（也就是欧米伽6脂肪酸）是人体的必需脂肪酸，是人体不能自身合成、必须从食物中获取的。EPA（二十碳五烯酸）和DHA（二十二碳六烯酸）都属于n-3系列多不饱和脂肪酸。

　　EPA在对抗血栓形成、血管炎症、心律失常、类风湿方面具有一定的作用，具有降低胆固醇和甘油三酯、降低血液黏度、舒张血管的特性，预防动脉粥样硬化等心血管疾病，抗炎，增强抵抗力。DHA对智力和视网膜发育、记忆力的保持都有一定的作用，是神经系统大脑脂质的重要成分。EPA和DHA有助于降低皮质醇的分泌，帮助缓解负面情绪和压力。

　　α-亚麻酸和亚油酸在体内可以合成欧米伽3脂肪酸和欧米伽6脂肪酸。但由于α-亚麻酸到欧米伽3脂肪酸在体内的转化效率有限，所以一般也不排斥额外补充一定量的欧米伽3脂肪酸类的营养补充剂。

　　鱼虾、马齿苋、奇亚籽等食物中欧米伽3脂肪酸较为丰富。建议每周摄入鱼虾两到三次，每周最好至少有一次海水鱼，推荐食用三文鱼、金枪鱼、沙丁鱼、凤尾鱼等。马齿苋是一种较为常见的蔬菜，适合凉拌、清炒等烹饪方法。亚麻籽油、紫苏油、芥花油、胡麻油等食用油中也含有较多的欧米伽3脂肪酸，可以家中常备交替食用。即便欧米伽3脂肪酸有如此多的好处，但是仍然要注意摄入量需在合理的范围内。

5.8 谈论较多的减肥食物

5.8.1 有机食品与减肥并没有直接的因果关系

有机食品指来自有机农业生产体系，根据有机农业生产的规范生产加工，并经独立的认证机构认证的农产品及其加工产品。有机农业是遵循自然规律和生态学原理，协调种植业和养殖业的平衡，在生产中不采用基因工程获得的生物及其产物，不使用化学合成的农药、化肥、生长调节剂、饲料添加剂等物质，采用一系列可持续发展的农业技术以维持稳定的农业生产体系的一种农业生产方式。

有机食品和绿色食品、无公害食品这三类食品都具有无公害、无污染、安全、营养等特点，但三者在生产标准体系和管理、产地环境等方面存在一定的差异。有机食品的安全质量要求更高，AA级绿色食品在标准上与有机食品接近。一般而言，从生产管理和认证标准来看，有机食品优于绿色食品，绿色食品优于无公害食品。

所以这三类食品，都与减肥和体重管理没有直接的联系，只是他们品质相对一般食品更高，受污染更少，化学合成和基因工程的成分更少。如果是经济条件比较好、对食品的品质要求比较高的朋友，可以选择管理和认证标准更高的食品。

5.8.2 牛油果是高蛋白、高油脂、高能量食物，但是减肥也能吃

牛油果也叫鳄梨、酪梨、油梨，属于水果。牛油果的能量较高，超过了大部分水果。但是与传统主食米饭和面条相比，能量还是低很多。如果牛油果摄入较多，为了做好体重管理，还是要适当地减少主食的摄入量。

牛油果的蛋白质含量较高，超过了大部分水果。蛋白质的作用主要是构成

身体组织的重要成分和生理活性物质，如肌肉、心脏、肝脏、肾脏，各种激素、酶等，以及具有抗生酮作用。蛋白质如果摄入不足，容易导致肌肉流失等现象发生。

牛油果中有益脂肪酸（即单不饱和脂肪酸）含量较高，饱和脂肪酸含量较低。单不饱和脂肪酸的健康益处很多，与饱和脂肪酸的健康效应完全不同，所以虽然牛油果脂肪含量高，但是摄入它造成患心血管疾病、高脂血症、糖尿病、肿瘤等的风险并不高，甚至具有预防作用，当然是在适量摄入的情况下。

牛油果的血糖生成指数为40，比较低，血糖负荷也较低，为2.1，属于低GI和低GL食物。另外牛油果的胆碱、叶黄素和玉米黄质含量较高，对脑功能、视觉功能都有一定的益处。

与牛油果类似的水果还有榴梿、香蕉，能量密度较高，超过了土豆，我们在选择这三种水果时应适当注意减少其他供能食物的摄入，尤其是主食。

5.8.3 魔芋富含膳食纤维，可以增加饱腹感

每100g魔芋所含的能量接近零，可以说几乎没有提供能量。魔芋具有高纤维、高镁、高锌、低饱和脂肪、低蛋白、低钾的营养特点。魔芋中含有40%～60%的魔芋胶，主要成分为魔芋葡甘聚糖。魔芋葡甘聚糖是一种水溶性膳食纤维，吸水膨胀后可以占据胃的空间，产生饱腹感，从而减少进餐时的摄食量。

魔芋富含膳食纤维。膳食纤维还可以作为益生元，有助于肠道益生菌的繁殖，进而产生一些短链脂肪酸的代谢产物（如丁酸，丁酸在动物实验中发现有利于减少动物脂肪）。膳食纤维不仅有助于增加饱腹感，还可以促进肠道蠕动，改善便秘，促进一些代谢产物的排出。膳食纤维在改善健康的肠道微生态方面具有不可忽视的作用。近年来研究认为，健康的肠道微生态对于整体健康状态的调整有积极意义。

膳食纤维是指不能被人体内源性消化酶消化吸收的糖类总称。 国内外研究表明，膳食纤维具有预防和治疗肥胖的作用。其可能的作用机制包括：便秘是肥胖发生的危险因素之一，而膳食纤维能较好地保留肠道内水分，同时刺激肠

道蠕动，增加排便次数，有效预防和改善便秘，从而降低肥胖的发生风险；膳食纤维可以增加食物的黏性，对消化酶形成一种机械屏障，减慢胃的排空时间，一定程度上增加了饱腹感，减少食物的摄入；膳食纤维可抑制有助于脂肪吸收的脂肪酶的活性，阻止脂肪的吸收；除此之外，膳食纤维还可以通过抗炎、调节肠道菌群等方式预防和治疗肥胖。

在选择魔芋制品时，要避免有大量添加剂的魔芋零食，其次要看是否含有小麦粉等其他碳水化合物。包装食品的营养成分表中有时会标明膳食纤维的含量，如果碳水化合物和膳食纤维的含量相等，那么表明该食物中除了膳食纤维以外，没有其他碳水化合物。碳水化合物含量减去膳食纤维含量就是其他碳水化合物的含量。

虽然魔芋及其制品富含膳食纤维，但是淀粉含量较少，能量较低，多种营养素缺乏。所以，对于魔芋和魔芋制品，可以作为餐食搭配，适当增加饱腹感，但不可以长期替代主食或者蔬菜，否则容易引发营养不良。

◆ 知识小插曲：高膳食纤维食物的种类和吃法

一般来说，水果和蔬菜当中的膳食纤维比较多。成年人一般每天可以吃蔬菜300～500g，水果200～350g，水果中的果糖过量摄入不仅会导致超重和肥胖，还会引起非酒精性脂肪肝。优选低升糖水果，尽量放在两餐之间摄入，可以避免长时间没有摄食导致的饥饿和低血糖。水果还可以多个品种切开混合，可以摄取多种水果的营养成分和植物化学物，混合水果升糖不至于太高，减少了因某种水果血糖生成指数较高而导致身体血糖调节负荷加重。

加工类水果制品不建议优先选择，比如果脯、果酱、水果干、水果罐头、果泥等，这些食物的含糖量比新鲜水果更高，膳食纤维、抗氧化物质等成分会有不同程度的损失，因此日常吃新鲜水果最佳。如果一定要吃，也要看一看配料表和营养成分表，明明白白地吃。这类食品也可以购买少量，作为应对突发情况的物资储备。

蔬菜一般每天可以吃300～500g。蔬菜焯水或者蒸熟之后加橄榄油和醋以及少量酱料凉拌或者热拌，是一种比较简单快速且美味的烹饪制作方法，如拌蒸茄子、拌马齿苋、拌黄瓜等，都别有风味。另外，蔬菜也不必苛求一定要生吃或者熟吃。有些蔬菜可以生吃，而大部分蔬菜不具备生吃的条件。比如番茄、萝卜、生菜、黄瓜，这些蔬菜可以生吃，而西兰花、豆角、南瓜、菠菜等蔬菜则只能熟吃。制作生吃蔬菜时要注意生熟砧板、生熟刀具分开，熟吃的蔬菜要少放油、盐。

我们常常误以为蔬菜当中维生素C含量比较低，实际上很多蔬菜的维生素C含量远远高于一些水果。比如青椒的维生素C含量是59mg/100g（生重可食部）、白菜的维生素C含量是37mg/100g、生菜的维生素C含量是20mg/100g。而苹果的维生素C含量仅为3mg/100g，葡萄的维生素C含量仅为4mg/100g，梨的维生素C含量仅为5mg/100g。当然也有一些水果的维生素C含量较高，如橙子33mg/100g；柚子23mg/100g；橘子35mg/100g。维生素C是维持身体免疫力的重要营养成分。学界比较公认的最大限度保存蔬菜营养成分、减少营养损失的烹饪方法是急火快炒。

5.8.4 土豆是减肥食物吗？煮土豆是饱腹指数最高的食物

土豆属于薯类，薯类还包括红薯、紫薯、山药、芋头等。薯类既有蔬菜的营养特点，又可以当作主食。

土豆富含B族维生素、维生素C、胡萝卜素、钾、膳食纤维，含有少量抗氧化物质，如绿原酸，还含有少量叶酸、镁、钙、铁。

土豆饱腹感比较强，是白米饭的2.34倍。如果代替一部分白米饭，从营养成分上来看，它比单纯只吃精致谷物制作的白米饭营养摄入更全面。从能量角度来看，每100g土豆含有81kcal热量，而每100g大米含有346kcal热量。土豆热量低于96%的天然谷薯类食物，仅相当于大米热量的23%。从升高血糖预期来看，土豆的血糖生成指数GI大约是62，血糖负荷GL是10.4，属于中GI和中GL食物，而白米饭GI为87，GL为66.6，是高GI和高GL食物。因此从这个角度来看，土豆相比于白米饭，血糖应答更为健康友好。

油炸、煎炒、晒干土豆则会破坏维生素或者增加了额外的脂肪，不利于减肥。比如地三鲜这道菜，碳水化合物、油脂含量都很高，我们要把它当作混合主食来吃，不能当作蔬菜来吃。另外高温油炸、油煎土豆食用频率太高还会增加患癌风险。

过多摄入油炸薯片和薯条会增加肥胖的发病风险。中国营养学会编著的《中国居民膳食指南科学研究报告（2021）》指出，针对美国3个成年人群队列研究表明，在4年期间，研究对象体重平均增加3.35lb，与4年体重关系最密切的食物为油炸薯片。对伊朗216例6～12岁儿童进行的油炸薯片与肥胖发生风险的病例对照研究发现，肥胖与油炸薯片的摄入频率有关，增加油炸薯片的摄入频率可使患肥胖的风险增加14.3%。

综上所述，土豆作为主食，代替一部分白米饭，可辅助减肥。推荐使用蒸煮的烹饪方式，烹饪时尽量少油。

《中国居民膳食指南（2022）》建议成年人每人每天摄入薯类50～100g。如果不能做到每天吃，可以每周吃几次，每次适当多一点。必要时可邀请专业营养师提供个体化建议和指导。

✦ 知识小插曲：食物的饱腹感指数与什么有关？

饱腹感指数（satiety index，SI）的研究是从20世纪90年代开始的。不同的食物饱腹感指数不同，但是这是通过多人对同一能量的食物的主观饱腹感受打分，再算一个平均值得到的。在能量一定的不同食物中，饱腹感指数较高的食物，给人的饱腹感较强，能够维持较长的时间不产生饥饿的感觉。

在蛋白质、脂肪、碳水化合物三大产能营养素当中，蛋白质的饱腹感指数最高、脂肪的饱腹感指数最低。碳水化合物食物中如果膳食纤维含量较高，饱腹感指数也会上升，如果脂肪含量较高，那么饱腹感指数就会较低。

　　最早研究饱腹感的科学家是Holt，她从1992年开始进行相关研究，测定了很多食物的饱腹感指数。按照相同能量的食物量来比较，煮土豆的饱腹感指数高达323，燕麦粥209，苹果197，牛肉176，水煮蛋150，糙米132，巧克力曲奇120，不甜的白面包饱腹感指数为100，而巧克力蛋糕的饱腹感指数只有65，牛角面包的饱腹感指数只有40，所以这可能也是巧克力蛋糕、牛角面包这类食物吃起来就停不下的一个原因吧。

　　按照这样的理论，饱腹感指数无疑可以作为食物选择时的一项参考，饱腹感指数高的食物，相对来讲更有利于减肥和体重管理。当然也要结合其他方面的因素。下面是饱腹感指数的数据表，供大家参考。

饱腹感指数

土豆（煮）	323%	脆饼（crackers）	127%
鳕鳘鱼（ling fish）	225%	巧克力曲奇	120%
燕麦粥	209%	意面	119%
橙子	202%	香蕉	118%
苹果	197%	吉利豆水果软糖	118%
糙米意面	188%	家乐氏玉米片	118%
牛肉	176%	Special K谷物早餐	116%
茄汁焗豆	168%	炸薯条	116%
葡萄	162%	Sustain什锦早餐	112%
全麦面包	157%	白面包	100%
黑麦面包（47%黑麦）	154%	Mueslj（什锦麦片）	100%
爆米花	154%	香草冰淇淋	96%
水煮蛋	150%	薯片	91%
切达芝士	146%	草莓酸奶	88%
白米饭	138%	花生酱	84%
小扁豆（带番茄酱）	133%	玛氏棒（巧克力糖果）	70%
糙米	132%	甜甜圈（加肉桂糖）	68%
Honeys macks（一种谷物早餐）	132%	巧克力蛋糕	65%
All-Bran（麦麸谷物早餐）	151%	羊角面包	47%

数据来源：Holt SH, et.al A satiety index of common foods, Eur J Clin Nutr. 1995 Sep;49(9):675-90.

　　大量研究表明，饱腹感指数的影响因素有以下几点：

　　（1）蛋白质多，脂肪少的食物，饱腹感指数较高。

　　（2）膳食纤维较多的食物饱腹感指数较高。因为膳食纤维可以吸水膨胀，从而在胃中体积变大，产生饱的感觉。

　　（3）比较耐嚼的食物，需要充分咀嚼且较长时间才能咽下去，因为咀嚼时间较长，饱足感的反馈时间相对来讲就长了一些，饱腹感评分就会相对较高。

　　由此可见，如果是和上面这些指标特征相反的食物，容易促进长胖，比如油炸馒头、煎肥肉等这类蛋白质少而脂肪多的食物。吃饭的时候可以先吃蔬菜，从而先摄入一些膳食纤维，占用一些胃内体积，增加一些饱腹感之后，有助于减少后续摄入的食物量。做饭尽量不要做得太稀太烂，留点嚼劲，吃饭的时候适当慢一点，多咀嚼。

5.8.5　奇亚籽能不能帮助减肥？

　　奇亚籽是近几年开始流行起来的一种健康食品。奇亚籽是薄荷类植物芡欧鼠尾草（*Salvia hispanica* L.）的种子，原产地为墨西哥南部和危地马拉等北美洲地区。奇亚籽含有多种抗氧化活性成分（绿原酸、咖啡酸、槲皮素等），是天然欧米伽3脂肪酸的来源，并含有丰富的膳食纤维、蛋白质、维生素、矿物质等。

　　奇亚籽蛋白质含量在15%～23%之间，含量与生长地域有较大的关系。奇亚籽蛋白质含量比传统谷物（如小麦、大米等）要高。奇亚籽含有人体所需的8种必需氨基酸，且氨基酸组合接近FAO/WHO理想模式，有较高的营养价值。

　　紫苏籽、亚麻籽也具有类似的营养价值，并且具有多种吃法。可以直接泡水喝；可以泡牛奶喝；可以和燕麦片、燕麦等混合后煮或者泡；加到酸奶、稀饭、粥等食物中；可以制作面包、蛋糕时掺入作为点缀；可以作为配料放到蔬菜沙拉或者各种沙拉里面；还可以碾碎像芝麻粉一样放到意大利面、炸酱面等面食当中。

所以奇亚籽、紫苏籽、亚麻籽这类食材可以家中常备，作为增加食物趣味的一种有效手段。

5.8.6　巧克力、茶、咖啡

巧克力中含有苯乙胺，它可以使人心情愉悦；还含有类黄酮等多酚类物质，具有一定的抗氧化效力，可调节血脂，有利于预防心血管疾病。类黄酮等多酚类物质还能够降低骨组织的氧化应激水平和炎症反应水平，减轻对骨质的破坏。类黄酮是巧克力苦味的来源，其含量越高，味道越苦。

巧克力中的可可碱和咖啡因有加快新陈代谢和血液循环的作用。研究证明，不加糖的可可粉有利于预防心血管疾病、糖尿病、低血糖；可可原浆中含有丰富的钾和镁，对心脏有一定益处，可以降低脑卒中发作的风险、降低胆固醇水平、防止记忆衰退、较快地补充人体所需能量。咖啡因有抑制食欲的作用，适量食用巧克力可起到减肥的作用。

我们在挑选市售的巧克力时，要注意可可的含量，尽量挑选可可含量在70%以上的，并且每天限制摄入在50g以内。如果白砂糖等成分在配料表中顺序特别靠前，可可含量又很低，这样的巧克力恐怕只能称为巧克力糖或者糖果巧克力，不建议选购。过多摄入巧克力可能导致头痛，因为巧克力中含有酪胺，酪胺可使血管收缩，身体又会努力对抗这种收缩，引发头痛。

如果巧克力产品包装上直接写了代可可脂巧克力，配料表里如果没有可可、可可脂、可可原浆、可可粉等，有氢化植物油，那么不仅没有有益健康的多酚等成分，而且氢化植物油中含有的反式脂肪酸还会对身体造成不利影响。因此挑选巧克力时应注意避免选择代可可脂巧克力，避免选择配料表中有氢化植物油的巧克力。

即使巧克力中含有有益健康的多种成分，但是有一点我们仍然要知道，我们需要辩证地看待巧克力中的各种成分。巧克力中的脂肪主要是可可脂，可可脂含有大量的饱和脂肪酸，包括猪油当中含量最多的一种硬脂酸和棕榈酸，过量摄入还是有相当的体重增加风险和患心脑血管疾病风险。含量第二的油脂是油酸这种单不饱和脂肪酸，而亚油酸和亚麻酸等多不饱和脂肪酸的含量都不高。

《美国临床营养学杂志》上一篇文章的研究观察了数万名原本健康的中老年女性，调查了她们日常吃巧克力的份数、健康饮食状况、体力活动状况、烟酒习惯、教育水平、经济收入等很多因素，发现多吃巧克力会让受访者更容易发胖；巧克力吃得多的65岁以下的中老年女性，则更容易患上心脑血管疾病。受访者在发现自己患上心脑血管疾病之后，很多人会自觉减少吃巧克力的数量。

目前研究结果提示，饮茶对人体有积极的作用，饮用茶类或多饮茶可降低2型糖尿病、脑卒中、心血管疾病、卵巢癌和胃癌的发病风险。对于控制肥胖方面，目前证据不充分，需要进一步研究。

但是从茶的成分分析，可能也会有一些促进减肥的作用。茶中富含茶多酚，茶多酚中的儿茶素这种物质，能促进体内多余脂肪分解，降低脂肪合成酶的活性，增加大肠中脂肪等物质的排泄。茶水的涩味一定程度上反映了茶叶中儿茶素的含量，儿茶素是茶叶减肥的有效成分之一。

咖啡和浓茶的作用类似，并且都含有咖啡因。咖啡因是天然存在的生物碱，咖啡因会使基础代谢率上升，能量消耗增加，同时抑制脂肪的合成，可能会起到减肥的作用。咖啡因通过提高血清高密度脂蛋白胆固醇水平，降低甘油三酯、总胆固醇和低密度脂蛋白胆固醇水平，改善血脂情况。也有研究表明，咖啡因摄入量多使瘦素含量升高。咖啡因有利尿作用，可以及时排出体内多余的水分，从某种角度上讲，这也是一种减重作用。

咖啡中还含有一些水溶性膳食纤维，有助于改善肠道菌群，及时排出代谢产物，改善便秘。咖啡在烘焙过程中还会产生大量的抗氧化成分，如多酚、绿原酸、咖啡醇等。这些抗氧化物质不仅会消除自由基，延缓衰老，还可保护血管内皮细胞，在防治动脉粥样硬化和糖尿病方面发挥作用。

绿咖啡豆是指未烘焙成熟或者未成熟的咖啡豆，是多酚的丰富来源，含有大量的绿咖啡豆提取物绿原酸（green coffee extraction，GCE）。绿原酸（CGA）是GCE中具有抗氧化特性的主要酚类成分，食用GCE或CGA可能产生抑制脂肪累积、降低体重和血压的作用，并通过减少肠道吸收来调节餐后葡萄糖代谢。《中国超重/肥胖医学营养治疗指南（2021）》指出，咖啡或咖啡提取物饮料可能有助于体重减轻、体脂减少，并有助于保持减重效果（证据等级C，弱推荐；同意比例86.9%）。

每个人对咖啡的敏感程度不同，咖啡对不同的人作用也不尽相同。有的人对咖啡没有依赖，喝也行，不喝也行；有的人靠咖啡"续命"，没有咖啡就不能工作、学习和生活；也有的人喝了咖啡就出现心跳加速、头晕、失眠、胃肠不适、浑身难受等状况。

对于有胃部基础疾病（如溃疡）、睡眠问题以及心脏疾病或家族史者，应谨慎喝咖啡。如果还想摄入咖啡中的绿原酸、多酚等抗氧化的植物化学物成分，可以喝脱咖啡因的咖啡，也可以单独补充相关制剂。对于靠咖啡续命的朋友，可以适当戒一戒，调整好生活方式，增加生活中多种美好事物的感官刺激，减少对咖啡的依赖。另外，下午三点以后建议不要喝咖啡，以免影响晚上的睡眠质量，脱咖啡因的咖啡除外。考虑到咖啡有利尿作用，一方面要注意补充水分，另一方面还要有相应的心理准备，以免重要场合频繁上厕所。

5.8.7 喝纯牛奶拉肚子，喝酸奶太甜，喝羊奶、驼奶更减肥？

美国第三次国民营养与健康普查偶然发现，在能量摄入相同的人群当中，钙摄入量高的人肥胖比例明显降低，而这些钙主要还是来自奶制品。

牛奶及其制品是营养成分齐全、氨基酸组成比例适宜、易消化吸收、营养价值高的动物性食物，是膳食钙的最佳来源，也是膳食中优质蛋白质、磷、维生素A、维生素D和维生素B_2的重要供给来源之一。

牛奶及其制品常见种类包括液态奶、奶粉、酸奶、奶酪等。牛奶中蛋白质含量平均为3%，消化率高达90%以上，其必需氨基酸比例也符合人体需要，属于优质蛋白质；碳水化合物主要为乳糖，有调节胃酸、促进胃肠蠕动和促进消化液分泌的作用，并能促进钙、铁、锌等矿物质的吸收，有助肠道乳酸杆菌繁殖，抑制腐败菌生长的作用；牛奶中富含钙、磷、钾，且容易被人体吸收。研究表明，人体内钙缺乏时，会出现肌肉松弛，产热能力下降，体温降低，脂肪合成酶活性上升，容易长胖。

牛奶及其制品按脂肪含量可分为全脂、低脂、脱脂等。另外，各国的膳食指南中的奶制品均不包括奶油、黄油等由牛奶加工而成的食品，因为这些食品几乎以脂肪为主，与奶类制品营养特点不一致。

摄入全脂奶类制品会增加饱和脂肪和能量摄入，因此美国和澳大利亚的膳食指南均建议选择脂肪含量低的奶制品。但也有长期跟踪研究表明，吃脱脂奶制品的防止发胖效果并不比吃全脂奶制品更好，原因可能是食用脱脂奶后，由于奶类中的脂肪摄入较少后，可能会通过碳水化合物等食物弥补一部分能量摄入缺失，反而更容易长胖。美国和澳大利亚膳食指南建议选择脂肪含量低的奶制品，可能与该国居民日常奶类摄入量较大有关，很多人超过300ml/d，甚至高达700~800ml/d。另外，全脂牛奶中含有一些脂溶性维生素（如维生素A、维生素D、维生素E、维生素K等），还含有一些微量的特殊脂肪酸（如支链脂肪酸、共轭亚油酸、短链脂肪酸等），适量摄入也可以带来一定的健康益处。所以一般情况下不建议完全使用脱脂奶，可根据肥胖程度适当选择低脂奶。

除了纯牛奶之外，酸奶也是一种很好的选择。酸奶不仅保留了牛奶的健康功效（如促进骨骼健康），还有一些自己独特的优点。酸奶中乳糖被分解为乳酸，能缓解乳糖不耐受症状，并且乳酸的能量低于乳糖，有利于减肥。蛋白质和脂肪被不同程度水解，产生大量游离的氨基酸、肽，氨基酸和肽分子量较小，因此酸奶中的蛋白质更容易被人体消化吸收。酸奶pH偏低，提高了人体对钙、镁等矿物质的生物利用率。

《中国居民膳食指南科学研究报告（2021）》指出，证据表明增加酸奶摄入可改善乳糖不耐受、便秘和幽门螺杆菌的根除率，降低2型糖尿病和高脂血症的发病风险。

虽然维生素在酸奶灭菌、发酵等生产工艺中会被消耗和破坏，但其他有益菌却能合成维生素，所以它仍然是B族维生素（如维生素B_2、B_3、B_6、B_{12}）的良好来源。酸奶中除含有丰富的营养物质以外，还含有益生菌，包括乳酸菌（乳酸杆菌和双歧杆菌）和链球菌。益生菌在肠道内可抑制肠道腐败菌的生长繁殖，防止腐败胺类产生，能促进肠道健康，提高机体免疫力，对一些慢性病（如代谢性疾病、心血管疾病）有良好的预防作用。

各项研究评价显示，摄入牛奶及其制品可促进成人骨密度增加；全脂奶及其制品摄入与乳腺癌发病风险无关；摄入低脂牛奶及其制品可能降低乳腺癌的发病风险；增加奶制品摄入量可降低超重和肥胖者的体重和体脂含量，而单纯增加钙补充剂并不能增强减重效果。

羊奶与牛奶相比，各种成分的含量相差较大。羊奶的蛋白质含量远低于牛奶，羊奶的蛋白质含量为1.5g/100g，牛奶的蛋白质含量约为3.3g/100g；羊奶的胆固醇含量远高于牛奶，羊奶的胆固醇含量为31mg/100g，牛奶的胆固醇含量为17mg/100g，羊奶的总维生素A含量高于牛奶。可以理解为羊奶的视觉获益优于牛奶；羊奶的烟酸含量高于牛奶。能量方面，羊奶和牛奶比较接近；产能营养素（蛋白质、碳水化合物、脂肪）方面，只有蛋白质的差异较大，其他均较为接近。

所以综合以上信息，羊奶并不会比牛奶更减肥。羊奶优质蛋白含量较低，当羊奶替代了一部分牛奶摄入量时，应重新计算优质蛋白的摄入量，在肉类摄入量方面可能需要根据情况适当增加。

骆驼奶也是大家疑问比较多的一种新兴食物。鲜驼奶的能量为72kcal/100g，纯牛奶的能量平均值为65kcal/100g，驼奶比牛奶能量略高一点；鲜驼奶的蛋白质含量为3.7g/100g，略高于纯牛奶的蛋白质平均值3.3g/100g；鲜驼奶的脂肪含量为3.5g/100g，略低于纯牛奶的脂肪含量平均值3.6g/100g；鲜驼奶的碳水化合物含量为6.5g/100g，略高于纯牛奶的碳水化合物平均值4.9g/100g。

所以综合这些驼奶和牛奶的产能营养素成分对比可以看出，驼奶并不会比牛奶更减肥，因为能量略高，可能会更增肥一点。但是蛋白质含量略高，脂肪略低，也可以偶尔换一换口味来喝。

购买奶类的时候，要注意分辨调制乳、含乳饮料、发酵乳饮料，只要包装上写明"饮料"二字，那就是饮料，不能当作奶来喝。减肥者尽量避免含乳饮料的摄入。

《中国居民膳食指南（2022）》建议成年人每天奶和奶制品摄入量相当于300～500mL液态奶。可选择发酵奶（如酸奶和奶酪）、纯鲜牛奶（可酌情选择低脂奶）等。范志红教授在《吃的选择》一书中建议挑选酸奶时要注意购买低糖或者无添加糖的酸奶，要买碳水化合物含量在每12g/100g以下的酸奶。

成年人如果长期不摄入纯牛奶，喝纯牛奶的前几次，往往比较容易出现拉肚子等胃肠不适的状况。这种现象与平时奶制品摄入较少导致乳糖酶分泌减少有关，有几个方法可以起到很好的改善作用：①第一次饮奶量少一些，逐次增加，循序渐进；②将纯牛奶充分加热煮沸；③纯牛奶与带孔类食物配合食用，如面包、馒头、烤馍片等；④可以先食用酸奶一段时间，再逐渐穿插饮用纯牛奶；⑤喝无乳糖或低乳糖纯牛奶；⑥如果实在不奏效，可以短期使用乳糖酶。

在我的客户中，基本上采用前四种方法，几天下来就好很多了，因为体内的乳糖酶逐渐产生并且分泌增多了。稳定下来之后，根据情况，我会建议客户一天两次奶和奶制品，一次纯牛奶、一次酸奶。如果是已经超重和肥胖的客户，纯牛奶最好选择低脂牛奶，酸奶最好选择没有添加糖的。

5.8.8 自制果蔬汁，要注意水果和蔬菜的比例

在我的客户中，有不少人几乎不吃水果，偶尔出去吃饭可能会吃到一点水果，平均下来一周一次水果都不到。也有人不吃蔬菜，只吃肉和主食。《中国居民膳食指南（2022）》建议，每天都要吃水果和蔬菜，水果的量大约是200～350克，蔬菜的量大约为300～500克。

总体上看，水果、蔬菜主要向我们提供维生素、矿物质、膳食纤维和一些

植物化学物等活性成分，如维生素C、胡萝卜素、B族维生素、叶酸、钙、铁、镁、钾、磷、钠、铜、多酚、类黄酮、花青素、萜类化合物、有机酸以及芳香物质等。这些成分对于维持骨健康、血管健康、抗炎、抗氧化、预防心脑血管疾病、预防癌症等具有广泛的生理作用。综合研究评价显示，水果摄入可降低心血管病和某些癌症的发病风险，预防成年人的肥胖和体重增长。蔬菜摄入总量增加可降低全因死亡率、心脑血管疾病发病和死亡风险以及部分癌症的发病风险。

蔬菜的总摄入量也不需要无限制地增加，普通成年人每天摄入500g蔬菜就比较不错了。粗纤维比较多的蔬菜，如芹菜、韭菜，摄入过多可能会引起肚子胀气等胃部不适，需要适当留意。同时仍然需要照顾自己的饱足感，吃饱了就停下来，不能因为是好东西而忽视自己的生理节律。

有人拿着一本果蔬汁的书来问我："我不想吃浓油赤酱的炒菜，可否喝果蔬汁？"我回答："可以。"《中国居民膳食指南（2022）》也提到了这一点，自己制作蔬菜水果汁（不去掉渣）是多摄入蔬菜水果的好办法。蔬菜水果各有营养特点，不能替代或长期缺乏。多吃蔬果，也是减少能量摄入的好办法。

之所以果蔬汁要连渣一起喝掉，是因为水果蔬菜中的膳食纤维大部分都沉淀在"渣"中，而水果蔬菜是膳食纤维的重要来源。膳食纤维在体内不参与代谢，但可促进肠蠕动，利于通便，预防便秘，预防肠道疾病，减少或阻止胆固醇等物质的吸收，预防糖代谢和脂代谢异常，降低血脂和血糖，有益于体重控制。

单独制作蔬菜汁也是可以的，如果觉得口感比较差，那么就可以加入水果，水果中的果糖可以改善口感，增加天然的甜味。但是要注意水果和蔬菜的比例，如果血糖生成指数和血糖负荷较高的水果比较多，也容易导致饮用后加快血糖应答，使胰岛素分泌增多，给体重管理带来麻烦。

倡导每个人每天都要摄入水果和蔬菜，尽量选择完整水果而不是用水果制成的饮料，如水果（奶）茶、水果冰淇淋等；自制果蔬汁可以作为摄入水果蔬菜的一种选择，建议不添加任何糖和其他成分，并注意水果和蔬菜的搭配比例。

5.8.9 橄榄油、亚麻籽油、猪油、椰子油、棕榈油，我被油脂蒙蔽了双眼

脂类可以说是和超重和肥胖关系最为密切的营养素，也是随着大众收入水平升高而摄入增加的营养素。

脂类可以分为饱和脂肪酸、不饱和脂肪酸（包括单不饱和脂肪酸、多不饱和脂肪酸）。不饱和脂肪酸具有清除体内多余胆固醇、提高高密度脂蛋白胆固醇的健康益处，对预防高血压、动脉粥样硬化、心脑血管疾病有一定作用。而饱和脂肪酸摄入过多则不利于心脑血管健康。

世界卫生组织研究发现，在环地中海地区（包括希腊、西班牙、意大利的一些地区）居民摄入脂肪虽然比较多，但心脑血管疾病发病率比较低，居民大多比较长寿，而橄榄油是"地中海饮食"的重要标志性食物。研究表明，橄榄油具有降低低密度脂蛋白胆固醇的浓度、减少氧化应激反应，如降低溃疡性结肠炎发病的风险、降低心血管疾病发病率、降低老年人脑卒中风险、降低患癌症风险、降低阿尔茨海默病发病风险等作用。

橄榄油中主要成分为单不饱和脂肪酸，含量高达71.2%，饱和脂肪酸含量较低，仅为15.5%，亚油酸含量为12.3%，α-亚麻酸含量为1%。中国营养学会编著的《食物与健康——科学证据共识》指出，在控制脂肪供能比的前提下，增加橄榄油的摄入量可能降低高血压和乳腺癌的发生风险。

橄榄油可用于凉拌菜、热拌菜、炒、煎、炸等各种烹调场景。初榨橄榄油适宜冷吃，多用作凉拌菜。精炼橄榄油可用于炒、煎、炸等加热的烹饪方式。即便橄榄油有诸多好处，但是仍然不能掩盖必需脂肪酸含量较少的事实，尤其对于生长发育期的婴幼儿和青少年，不建议将橄榄油作为唯一的食用油选择，要注意使用富含欧米伽3脂肪酸和欧米伽6脂肪酸等必需脂肪酸的食用油，如玉米油、葵花籽油、亚麻籽油、胡麻油、花生油、紫苏籽油、鱼油等。

部分食用油中的脂肪酸成分和含量如下：

● 猪油中43.2%为饱和脂肪酸，47.9%为单不饱和脂肪酸。

● 棕榈油中43.4%为饱和脂肪酸，44.4%为单不饱和脂肪酸，12.1%为亚油酸。

● 花生油中40.8%为单不饱和脂肪酸，37.9%为亚油酸，18.5%为饱和脂肪酸。

● 胡麻油中37.1%为亚油酸，35.5%为α-亚麻酸，17.8%为单不饱和脂肪酸，9.5%为饱和脂肪酸。

● 芝麻油中45.6%为亚油酸，39.4%为单不饱和脂肪酸，14.1%为饱和脂肪酸。

● 玉米油中56.4%为亚油酸，27.7%为单不饱和脂肪酸，14.5%为饱和脂肪酸。

● 豆油中51.7%为亚油酸，24.7%为单不饱和脂肪酸，15.9%为饱和脂肪酸，6.7%为α-亚麻酸。

● 茶油中78.8%为单不饱和脂肪酸，10%为饱和脂肪酸，10%为亚油酸，1.1%为α-亚麻酸。

● 菜籽油中58.8%为单不饱和脂肪酸，16.3%为亚油酸，13.2%为饱和脂肪酸，8.4%为α-亚麻酸。

● 葵花籽油中63.2%为亚油酸，19.1%为单不饱和脂肪酸，14.1%为饱和脂肪酸，4.5%为α-亚麻酸。

单不饱和脂肪酸可以降低低密度脂蛋白和胆固醇，对心血管会产生好的作用，存在于橄榄油、菜籽油、花生油等中。

畜肉当中以饱和脂肪酸为主，脂肪含量由高到低依次为：猪肥肉 > 猪五花肉 > 前肘 > 里脊，对于减肥者来说，脂肪含量较高的肉类能量较高，容易导致能量过剩而储存脂肪，另外饱和脂肪酸过量摄入还易导致心脑血管疾病风险升高。

胆固醇在动物（尤其是畜肉当中）的不同组织中含量不同。比如胆固醇在猪肉的不同组织中含量由多到少依次为：猪脑＞猪肝＞肥肉＞瘦肉。猪肝含有维生素A、锌、硒等重要的维生素和矿物质，可以每月吃一两次到每周一次，猪脑和肥肉建议尽量少食用。

可可黄油、棕榈油饱和脂肪酸含量较高，一般不建议较多食用。近年研究发现，也有少数特殊结构的脂肪（如中链脂肪酸）能够降低身体脂肪的含量而有助于减肥。

椰子油主要成分也是饱和脂肪酸，但是它的脂肪酸以低链脂肪酸和中链脂肪酸为主。研究表明，中链脂肪酸具有一些特殊的代谢特点，在人体内代谢较快，容易被当作能量燃烧掉，不易形成脂肪肝，也不影响血脂水平，可改善2型糖尿病的胰岛素敏感性，椰子油代谢负担小、容易燃烧供能，用其代替一部分其他油脂供能，可以减弱对碳水化合物的依赖，有效改善超重和肥胖。

不同类的油脂含有不同类型的脂肪酸，可补充不同的营养素。建议购买各种小容量食用油来调换使用，可以优先选择橄榄油、胡麻油、芥花油、芝麻油、花生油、玉米油、豆油、茶油这几种，尽量选择饱和脂肪酸含量较少的油。

《中国居民膳食指南（2022）》推荐成年人每天食用25～30g烹调油。如果是减肥者，还需要具体评估后确定。

5.9 火锅、日料、中式家常菜、法式西餐、意大利菜，外出点餐怎么选？

医学博士杨步伟女士在其著作《怎样点中餐》中写道，"不谈理论，我本人的经验是，当我吃纯美式膳食时，比如在旅行的时候，我会发胖；如果在家吃饭，每天吃一顿美式膳食和两顿中餐，我的体重就会恢复正常，而且这种情况不止一次地发生在我的身上。""我总是发现，在美国下馆子会让我增重，而在家里吃中国菜让我体重下降。"

"选择健康饮食并且爱上它，我几乎把这句话当成了一条推广中餐的口号。我常说中国人不需要专门的健康饮食，因为中餐本身就是健康饮食。中国人吃蔬菜比吃肉多，与美国饮食相比，中餐的蔬菜食品包含更多的绿色蔬菜和更少的谷类食物。另外，甜食在膳食中不是常规部分，一些中国人几乎就不吃甜食。"

这是中餐原本的特色，是70年前旅居美国的中国人写的事实。而如今中国的饮食似乎变得更加复杂。在我们生活的城市或者城镇，几乎都可以吃到中国各地的美食，四川麻辣烫和火锅，北京涮羊肉和羊蝎子，粤菜和肠粉，西北菜、中原菜及陕西面食，东北乱炖和东北饺子，海鲜自助，特色徽菜，上海本帮菜，应有尽有，甚至日本料理、美国快餐、欧式西餐，韩国烧烤，泰式火锅以及各种融合菜随处可见。

在当今的中国，要想保持苗条的身材，可没有70年前那么容易了。如何改善认知，既享受美食，又保持身材，是一门学问。要想真正做到美食、身材两不误，并不是一件容易的事情。

5.9.1 火锅怎样吃才不发胖？

火锅是涮煮各类食材的吃法，所以在食材的选择和搭配方面，如果能做到适合自己并且恰到好处，并不会增肥，可能还会弥补近期的饮食不均衡和营养不良。

一般来说，如果想要减肥，那么不可忽略碳水化合物和能量较低的白肉食材，比如虾、鱼等水产海鲜类食材，这类食物蛋白质丰富，容易产生饱腹感。可以少点或者不点带"肥"字或者"五花""雪花"等字眼的食材，比如肥牛、肥羊、猪五花、牛五花、精品雪花肥牛等，这类食材白色的部分就是脂肪，而且是饱和脂肪酸。

主食有很多选择，例如：土豆片、藕片、山药片、红薯粉、苕粉、手擀面等。不要忘记点绿色蔬菜，如生菜、油麦菜、茼蒿、冬瓜等。如果有贫血和怕冷症状，很有可能缺铁，要注意补充动物血和红肉，比如鸭血、猪肉、牛肉、羊肉等。

魔芋丝、魔芋块等魔芋制品吸水易膨胀，可以增加饱腹感，减少食物摄入，减肥者可以把这类食物作为备选。

减肥者尽量选择少油的锅底，如番茄锅底、菌菇锅底、清汤锅底、矿泉水锅底等。如果一定要吃点辣味，可以在辣锅底的基础上搭配一个清淡的锅底组合成鸳鸯锅底，这样可以调剂口味，避免辣味过多刺激食欲，吃太多食物。

要想减肥减脂，酱料的选择也不容忽视。如果锅底本身是干锅或者本就很有味道的话，那么可以不另外加酱料，比如干锅鸡吃完再加汤加蔬菜和肉来煮，还有番茄锅底、金汤锅底、老北京碳火锅的锅底等。油脂和碳水比较少的酱料有醋、葱末、蒜泥、稀薄的海鲜酱，加更多的酱料会摄入超出人体所需的油、盐、糖，相当于人为增加减肥的阻碍。比如芝麻酱、花生酱、蚝油、沙茶酱、糖蒜、腐乳酱、豆瓣酱、花生碎、香辣酱、菌菇酱、牛肉酱、XO酱、香油等，这些酱料中含有很多的油、盐、糖，所以如果想要减肥减脂，还是要少加为宜。

另外，还是要尊重自己的饱腹感，饱了就减慢速度逐渐停下来，不可硬撑吃下去太多东西，伤胃伤身。

5.9.2 中国常见的外国餐及各国餐饮习惯

日本料理中植物性食物和动物性食物相对比较均衡，主食以米饭为主，有时会有乌冬面、拉面、荞麦面等面食。日本料理中的定食（套餐）会搭配多种食物，通常一顿饭有主食、畜禽肉蛋、海产品、2~3种蔬菜、1~2种水果和酱汤。特点是食物种类丰富、主食量较小，海产品较多，食材新鲜，烹饪方式以蒸煮为主，少量煎炸和烘烤，如天妇罗、牛排、烤青花鱼等。

酱汤中多出现豆腐裙带菜味噌汤，豆腐属于发酵豆制品，裙带菜含有膳食纤维，都有利于肠胃功能，促进消化。刺身、盐烤或者甜煮的海产鱼是日本料理的特色。生吃食物有感染寄生虫的风险，如果一定想吃，要注意餐厅是否通过了各部门的审核监管，符合餐饮监督的标准才建议选择刺身等生鲜海产品。

血糖不好或者减肥者要注意甜煮鱼和寿喜锅当中的糖分。血压偏高者应适当少吃盐烤食物。

泰国盛产稻米、绿色蔬菜、甘蔗、椰子等经济作物，海产也很丰富。泰国菜主食多为大米，副食多为鱼虾、蔬菜、水果等。"咖喱"为泰国特色食物，有绿咖喱、红咖喱、黄咖喱之分，辣度也有所不同。餐后有各色时令水果及面粉、鸡蛋、椰奶和棕榈糖做成的各式甜点。

有人说**法国**是除中国之外，饮食文化最为丰富的国家。法国餐主食为米饭或面食，比如著名的法棍，副食为猪肉、羊肉、牛肉、鱼、虾、鸡蛋和新鲜蔬菜。法国是著名的"奶酪之国"，干、鲜奶酪世界闻名，是法国人不可缺少的食品。法国人喜欢烘焙甜点和巧克力，也喜欢鹅肝，偶尔也有新奇食物蜗牛、蚯蚓等；常用丁香、胡椒、香菜、大蒜、番茄汁等做调料。天然食物做调味料是很好的烹饪方法，可减少对油盐糖的依赖，减小超重和肥胖的风险。法国早餐食物主要是各种面包、奶油、果酱、咖啡、茶或热巧克力；午餐多是简单便餐，如三明治等，或甜点加咖啡，也有将午餐作为正餐，包括主菜、饮品和甜点等；晚餐一般为每天最重要的一餐，有主食、鱼虾、蛋类、蔬菜、水果和甜点，另外也少不了酒类，如葡萄酒、香槟酒等。

意大利膳食在世界上享有盛誉，营养较为均衡。意大利主食以面食为主，即著名的意大利面。面食制作过程中可以增加鸡蛋、番茄、蔬菜等成分，呈现出不同的颜色，有愉悦心情和增加食欲的作用。意大利面最经典的调味料为番茄酱，番茄酱中有维生素和番茄红素，具有一定的健康益处。意大利膳食中多用有叶蔬菜制作沙拉，如芝麻菜等，是推荐的健康餐食。

美国常吃的食物有咖啡、牛奶、面包、三明治、汉堡包、煎牛排等。美国的饮食构成属于高能量、高脂肪、高蛋白，是易导致能量过剩的饮食结构类型。快餐（即方便食品）的分量巨大，往往是一大袋炸薯条、一份炸鸡、大个汉堡、一大杯可乐，吃完再加一份甜食，如小蛋糕或者冰淇淋。大量人群长期这种膳食结构的后果就是美国成年人有50%以上的人肥胖，因此而导致的相关慢性病（如心脑血管疾病）也在危害着美国人的健康。

5.9.3 中国的八大菜系与创新菜饮食特色

中国饮食文化绵延数千年，源远流长。在波澜壮阔的历史长河中，这片神州大地上形成了许多风味特色菜，以菜系而论，有几十种之多。而其中最负盛名的有鲁、川、苏、粤、湘、徽、浙、闽八大菜系。

鲁菜逐渐形成了包括青岛在内、以福山帮为代表的胶东派及包括德州、泰安在内的济南派两个流派，并有"阳春白雪"的典雅华贵孔府菜，还有星罗棋布的各种地方菜和风味小吃。胶东派擅长爆、炸、扒、溜、蒸；原料以明虾、海螺、鲍鱼、海带、墨鱼等海鲜为主。济南派以汤闻名，有清汤什锦、奶汤蒲菜，还有糖醋黄河鲤鱼、油爆双脆、锅塌豆腐等。

川菜以成都和重庆两地的菜肴为代表，调味品丰富多样为其特色之一，有"三椒""三香""七滋""八味"之多。"三椒"为花椒、胡椒、辣椒；"三香"为葱、姜、蒜；"七滋"为甜、酸、麻、辣、苦、香、咸；"八味"是指鱼香、酸辣、椒麻、怪味、麻辣、红油、姜汁、家常。川菜名菜有：麻婆豆腐、宫保鸡丁、椒麻鸡、灯影牛肉、樟茶鸭子、毛肚火锅、夫妻肺片、东坡墨鱼、清蒸江团等。

苏菜即江苏风味地方菜，以淮扬菜为主体。淮扬菜咸甜适中、口味平和、强调本味，烹饪方法多用炖、焖、煨、焐，常被用于国宴。苏菜名菜有松鼠鳜鱼、清炖狮子头、金陵盐水鸭、镇江水晶肴蹄、凤尾虾等。

粤菜主要为广东菜，由广州菜、潮州菜、东江菜3种地方风味组成。粤菜烹调方法以炒、爆为主，兼有烩、煎、烤、焗，讲究鲜、嫩、爽、滑，有"五滋""六味"之说。"五滋"即香、松、臭、肥、浓，"六味"即酸、甜、苦、辣、咸、鲜。同时比较讲究色、香、味、形。许多粤菜点心是用烘箱烤出来的，带有西餐的特点。粤菜的主要名菜有脆皮乳鸽、叉烧炒菜心、水晶明虾球、蚝油冬菇、白切鸡、东江盐焗鸡、三杯鸡、砂锅煲、菠萝咕噜肉、砂锅粥、煲仔饭等，小吃有肠粉、炒河粉、虾饺，还有奶黄包、叉烧包、流沙包等著名点心。

湘菜即湖南菜，由湘江流域、洞庭湖地区和湘西山区等地方菜发展而成，多用炖、焖、煨、烧、炒、熘、煎、熏等烹饪技术。湘菜名菜有东安子鸡、腊味合蒸、油辣冬笋尖、板栗烧菜心、五元神仙鸡、毛氏红烧肉等。

徽菜由安徽省沿江菜、沿淮菜和徽州地方菜构成，在烹调技艺上擅长烧、炖、蒸，重油、重色、重火工，以烹调河鲜、家禽见长。徽菜系名菜有黄山炖鸽、符离集烧鸡、问政山笋、无为熏鸡、清炖马蹄鳖等。

浙菜主要为浙江菜，以杭州、宁波、绍兴3种地方风味菜为代表，制作精细、变化多样，并喜欢以风景名胜来命名菜肴，烹调方法以爆、烩、炸为主，清鲜爽脆。主要名菜有西湖醋鱼、东坡肉、干炸响铃、荷叶粉蒸肉、龙井虾仁、梅干菜焖肉等。

闽菜即福建菜，由福州、厦门、泉州等地方菜发展而成，以福州菜为主。福州菜清鲜、淡爽，偏于甜酸，尤其讲究调汤。另一特色是善用红糟作配料。闽南菜讲究佐料，善用甜辣。闽菜名菜有沙茶焖鸭块、芥辣鸡丝、东璧龙珠、油焖石鳞、爆炒地猴、佛跳墙、炒西施舌等。

最后还要提到的是，中国饮食文化具有流动性，可相互影响形成新的流派，创新菜以北京"谭家菜"和上海"海派菜"最为著名。

原籍广东的谭姓京官一家几代人精心研究，将北方菜和广东菜结合在一起，成为著名的私家菜——谭家菜。谭家菜选料精细、咸甜适口、南北均宜。后来有名厨在北京饭店主持谭家菜。

国内外移民集中的上海具有极大的包容性，兼收并蓄，形成了南北互补、东西交融、中西合璧、精彩纷呈的海派菜。正如杨步伟博士在其著作《中国食谱》中的预测："和中国其他省区的大都会一样，台北的餐馆反映了各省著名的烹饪风格：山东、四川、福建、广东，还有其他地方。出于相似的原因，没有哪个省的餐馆坚守纯粹的原有风格。上海的食客会告诉湖南或四川馆子的服务员，少放一些辣椒；广东的食客会告诉扬州餐馆的侍者，少放些油。因此各省极端的特色都有所减弱。然而这并不意味着中国菜未来会成为大熔炉。更可能发生的场景是：闪亮的北京烤鸭落入了扬州餐馆的盘子里，扬州炸锅巴落入了四川汤里，升起一股蒸汽弥漫在广东餐馆。这类事情在海外的唐人街已然发生了，就像在上海和台北一样。"

5.9.4 不论中国餐还是外国餐，如何点到健康餐

世界各地的名菜中，都有可圈可点的健康要素，例如意大利餐中的橄榄油、芝麻菜、蔬菜沙拉，法国餐中的自然植物调料，例如丁香、洋葱等。

第一，从食材的选择来看，如果菜名中包含健康食材，那么可以重点考虑。如果本身带了"肥"字的，如肥牛、肥羊等，以及带皮鸡鸭鹅肉、五花肉这样的食材，建议少选择，因为这类食物含有较多的脂肪，且多为饱和脂肪酸，常吃这类食物，往往会很快增重，且容易增加日后发生心脑血管疾病的风险。肉类的优先选择鱼虾、去皮鸡肉、里脊肉、牛腱肉等碳水化合物较低、脂肪含量较少的品种。

第二，要优先选择健康的烹饪方式，如蒸、煮、炖，少选煎、炸、烤。虽然蒸、煮、炖的方式吃起来不如煎、炸、烤过瘾，但是蒸、煮、炖的烹饪方式产生的有害物质较少，需要的油盐糖也较少，有助于培养我们清淡的口味。

《中国居民膳食指南（2022）》列出了吸油率较高的食物，炸面包片吸油率最高，达80%，接下来依次是炸散鸡蛋、炸小虾（面糊）、炸香菇（面糊裹）等。因此要少吃油炸食品，以免油脂摄入量超标。

减少"糖醋"的烹饪方式，意味着可以较少地摄入糖；"红烧"也要谨慎，红烧酱汁中有比较多的盐分；"照烧"也类似，食物外层涂抹了较多的糖水和酱汁。尽量不选"勾芡"的菜，"勾芡"主要依靠淀粉来呈现，而淀粉能量密度较高，并且容易导致较快地升高血糖，不利于减肥减脂。

可以适当地食用醋，研究表明餐时食用醋有延缓餐后血糖上升的作用，但是不要加糖。有的醋产品配料表也显示添加了白砂糖，建议优先选择配料表中不含有白砂糖等添加糖的醋产品。另外由于个体情况不同，不排除有人摄入酸度较高的醋之后胃部会产生不适感，也与不同地域人的饮食习惯有关。因此食用醋的种类和量等方面，还需要根据个人情况酌情考虑。

第三，建议荤素搭配。本着"光盘行动"和勤俭节约的原则，外出就餐时尽量减少人均菜品。比如这一餐有5个人进食，那可能人均一道菜至两道菜就可以了，也就是点5到10道菜就够了。这些菜当中应该有纯素菜、俏（翘）荤菜、纯肉菜、豆制品、主食。俏荤菜和纯肉菜最好一种是水产类肉，一种是畜禽类肉，鱼虾类和瘦牛肉是比较保险的选择，尽量不点香肠、腌肉制品等加工肉类。如果还有更多的名额，可以点坚果和奶类。也可以点水果拼盘，这样可以占用一部分胃口，以免酒足饭饱之后回家再弥补当天的水果摄入。

第四，如果熟悉饭店的盘子大小，优先选择盘子小的饭店。饭店已经固定的情况下，如果熟悉某些菜式的餐盘大小，可选餐盘较小的菜式。

第五，警惕赠送菜品。物质丰富的时代，食物也变得唾手可得。不仅超市商场经常有各种促销活动，就连饭店也会有打折和赠送。虽然少花了钱，对于减肥者来说，却摄入了更多的食物和能量。

第六，如果菜很油，可以倾斜菜盘或者涮水。有的饭店做一盘菜恨不得倒进去半瓶油，菜品盛到盘子里像是泡在油汤里。这时候可以通过倾斜盘子，将食材远离油水。如果特别严重，还可以把油倒一部分出来，或者倒一杯清水，食材进口之前，先过一下水，涮涮上面的油。这样下来，就会少摄入很多不必要的油脂。尽量少放沙拉酱、蛋黄酱、芝麻酱等油脂含量较高的酱料。

第七，喝的东西尽量选白开水、茶水、柠檬水，避免选择各种含糖饮料和酒精饮品。如果实在想喝，可以选择鲜榨果汁，但是鲜榨果汁仍然不如直接吃新鲜水果，鲜榨果汁升高血糖会比吃新鲜水果更快一些。

第八，如果喜欢喝汤，把喝汤这个步骤放在吃饭前面。如果放在吃饭后面，相当于变相增加了这一餐的摄入量。但是不建议喝太多汤，一来有很多浮油，二来也容易摄入一些嘌呤。如果喝太多汤，不仅会摄入较多的盐分，而且会导致尿酸高和痛风，因此建议喝一小碗即可。汤品的选择以蔬菜菌菇豆腐汤为优先，尽量少选肉汤。

第八，如果是工作便餐，有时想去某家餐馆，但是一个人吃不完，这种情况可以联合一个两个同事，一起去点菜吃，这样食物种类可以多一些，还不会被迫自己吃太多。另外，吃饭时间要尽早，赶早不赶晚，如果在外就餐时间可以选中午或是晚上，那就选中午。如果可以选下午五点或者下午六点，那就选下午五点，目的是避免吃饭时间较晚导致当日能量过剩而储存脂肪。

尽量少吃自助餐。吃自助餐，人们总想把花的钱都吃回来，吃到站不起来、走不动，这样的胡吃海塞，忽视了饱足感，而且不健康，摄入的食物远远过量，不仅不会减肥，而且还容易引起急性胰腺炎等急危重症。

外出吃饭还需要注意一个很重要的"细节"。很多人在饭店吃饭，尤其是有许久未见的朋友、崇拜敬仰已久的生意伙伴，吃了一会觉得菜不够，立马又叫来服务员点了一些菜品。等这些菜上来的时候，却发现已经饱了。所以，建议从一开始就规划好整餐的菜单，优选健康食材、荤素搭配、红白肉搭配，选择健康的烹饪方式，如果能用健康餐盘就更好了。

5.9.5 减少在外就餐，鼓励回家做饭

在外就餐（eating out）这里是指居民摄入的所有食物是由家庭以外的其他场所提供，与用餐地点无关。

约翰霍普金斯大学的一项研究分析发现，与不常做饭的人（每周做晚餐0～1次）相比，经常做饭的人（每周做晚餐6～7次）饮食质量更好，具体为每天热量的摄入平均减少137kcal，每天脂肪的摄入平均减少5g，每天精制糖的摄入平均减少16g。即使偶尔外出就餐，常做饭的人选择餐食更加合理，吃得更健康。

我们提倡回家吃饭，提倡自己动手做饭。减肥者通过做饭，可以减缓焦虑，更好地参与食物制作和饮食规划，从而更容易执行饮食等减肥方案。在家吃饭可以更好地选择健康食材，均衡搭配饮食，减少了很多不知情的糖摄入。

《中国居民膳食指南（2022）》在"如何做到食不过量"中建议减少在外就餐，在外就餐或聚餐时，一般用餐时间长，会不自觉增加食物的摄入量，导致进食过量。在我国膳食指南及综述中，都会提到家庭烹饪（home cooking）的益处。我国有研究证明，回家吃饭减少油、盐摄入，增加蔬菜摄入，营养平衡更容易。

家庭烹饪，顾名思义是指在家中准备冷、热食物所需的行为，包括制作、

配料过程。研究结果显示性别、时间投入、紧密的人际关系以及文化和种族背景都是影响家庭烹饪的主要因素。干预研究显示，家庭烹饪对儿童和成年人的营养摄入以及糖尿病预防都有积极的影响。

✦ 知识小插曲：减肥期间，学会辨别哪些食物是主食

减肥期间，学会辨别哪些食物是主食，其实是一件很重要的事情。

主食以提供碳水化合物为主，而碳水化合物是一种产能营养素。而蔬菜的膳食纤维、多种维生素和矿物质含量比较丰富，即使多吃了一两碗，摄入的能量也不会多很多。减肥归根结底是要让摄入的能量低于消耗的能量，所以对于减肥人员，多吃了一碗蔬菜和多吃了一碗主食，天差地别。

我们将容易被混淆的主食列出来，帮大家明确甄别。有加工程度比较高的精制碳水，如烧饼、炸糕、麻薯、年糕、油条、油饼、蛋卷、榴梿酥、派、饼干、面包、汤圆、饺子、馄饨、炒饭、炒米粉、汤面、萝卜丝饼、凉皮凉面、酒酿圆子、炝碗托、炒灌肠、莜麦面栲栳栳、炒饼丝、泡馍、火烧、猫耳朵、疙瘩汤、酸辣粉、煎饼、螺蛳粉、热干面、飞饼、茴香油条、手抓饼、烧卖、红豆卷、绿豆糕、烤馍片、饭团、拉面等。

谷物和全谷物种类众多，如大麦粒、小麦粒、荞麦、莜麦、燕麦、糙米（包括红米、黑米、紫米等）、玉米、小米（黄小米、黑小米等），它们除直接作为主食外，也常作为原料制作其他食物，有一些零食，比如仙贝、锅巴，是用大米作为原料做出来的；薯片的原料是土豆；苏打饼干的原料是面粉，这些都是碳水化合物类食物，应归属为主食。还有一些糕点，如麻薯、曲奇、泡芙、盒子蛋糕、糯米糍、芋泥饼、黏豆包、糍粑、糍糕、千层蛋糕、桃酥、蛋黄酥、菠萝包等，这些食物无疑都属于主食。现在科普内容很多，千万不要学东西只学懂一半，一定要先把本质搞清楚，才能真正用对用好。

最后再总结一下淀粉含量较高的根茎类蔬菜，这些食物可以起到主食或半主食的作用，如红薯、紫薯、芋头、藕、山药、南瓜、荸荠、土豆等，如果摄入了这些食材制作的食物，要相应减少其他主食的摄入。

5.10　科学减肥应以科学研究为依据

越来越多的数据表明，超重和肥胖的发生和发展与生活方式密切相关，因此人们越来越关注如何通过改变生活方式，特别是通过调整膳食营养因素来降低超重和肥胖的风险。

流行病学研究已经证实，膳食因素对超重和肥胖的发生风险有一定影响，合理饮食，增加全谷物、蔬菜水果的摄入量，减少畜肉的摄入量，对于超重和肥胖的发生可能具有重大意义，但某些膳食因素与超重和肥胖风险之间的相关性仍然存在不确定性，所以仍然需要医学、公共卫生学、营养学等专业的科研人员进一步投入精力去研究。

目前比较明确的饮食营养因素与超重和肥胖的相关性有：全谷物摄入有助于维持正常体重、延缓体重增长；增加薯类摄入可降低肥胖的发病风险，但过多摄入油炸薯片和薯条会增加肥胖的发病风险；增加水果摄入以及蔬菜和水果联合摄入可以降低肥胖的发病风险；增加大豆及其制品摄入可以减轻体重以改善肥胖；过多摄入畜肉可能增加肥胖的发病风险；高脂肪摄入可增加肥胖风险，减少总脂肪摄入有助于减少体重；过多摄入含糖饮料会提高肥胖或体重增加的发生风险。

母乳喂养可降低母亲产后体重滞留风险、降低子代肥胖的发生风险；早于4月龄添加辅食可增加儿童（尤其是6岁以下儿童）发生超重或肥胖的风险；饮水可能帮助超重人群减轻或维持体重、降低进一步肥胖的风险。

6

哪种饮食模式
最减肥?

6.1 我爱吃肉，是不是正好适合生酮饮食、阿特金斯饮食？

6.1.1 生酮饮食

生酮饮食是指高蛋白、高脂肪、极低碳水化合物且会产生酮体的饮食方式。生酮饮食对主食的限制非常严格，使体内脂肪分解产生酮体，有时出现酮症，表现为无精打采、头晕、恶心、食欲减退、脑力下降等。

生酮饮食由于脂肪摄入量大幅增加，胆汁分泌大量增多，膳食纤维摄入较少，导致患胆道疾病的风险上升；生酮饮食时身体产生大量酮酸，导致骨钙溶出量增加，使患肾结石风险上升、骨质疏松风险上升；生酮饮食容易引起肠道菌群紊乱，胃肠功能失调；生酮饮食由于蛋白质代谢加强，尿素增加，肝脏、肾脏负担也容易增加；生酮饮食使外源性尿酸增加，使血尿酸水平升高，痛风和高尿酸血症情况加剧……孕妇和乳母更不能选择生酮饮食的减肥模式，对宝宝和妈妈的身体都极为不利，酮体可以进入乳汁，母乳宝宝吃奶后也会对肝脏、肾脏造成影响。

生酮饮食对血糖管理也并没有优势，而且还会使血脂异常的风险上升。对于本身有焦虑、抑郁等精神心理疾病的人群来说，生酮饮食期间体内神经递质水平的变化也会有加重原有症状的风险。

生酮饮食是一种不均衡的饮食方式，有损身体健康。人体需要各类食物中的营养物质进行滋养，如果长期饮食单调，则会失去很多生活乐趣，很难坚持下去。生酮饮食结束后很容易摄入更多的碳水化合物，导致体重更大的反弹。所以一般情况下，不建议采取这种不均衡的饮食模式。

这里我想给大家讲个故事。去年有位客户告诉我，她女儿在其他营养师那里采取生酮饮食减肥。这位客户原来是学医的，她觉得生酮饮食不对，我大概说了一下我的观点，心想我还是不要干扰其他营养师工作吧，并说"由她去吧"。过了几个月，当我得知她的女儿做了胆道手术，切了胆囊时，我感到非常后悔,我为什么没有用我的知识和能力去给她们正面的影响呢?

据我所知,她女儿本身就爱吃肉,几乎不怎么吃水果,这种情况下,她最需要的是强化平时摄入不够的食物,而不是强化她本身就摄入量比较大的食物——肉类。

有的胆囊本身不太好的人,进行生酮饮食会明显感觉不舒服,但是肝脏、肾脏的影响就不会那么容易发现。生酮饮食的负面影响很多,所以有的教授呼吁千万不要生酮饮食减肥。

主食对于每个人来说都非常重要,成年人每天至少摄入150g(生重)的主食,才能够满足人体需求。肉类(尤其是红肉)中饱和脂肪酸含量比较高,如果长期摄入太多红肉,会增加心脑血管疾病的发生风险。生酮饮食明显与这些人体健康需要相违。目前学术界认为,生酮饮食一两个月还能将就,如果超过三个月,坏处就远远大于好处了,而且人们也坚持不下去了。

6.1.2 阿特金斯饮食(Atkins diet)

一位名叫阿特金斯的医生创立了一种另类饮食法:只吃鱼、肉、蛋,凡是带淀粉的食物一律不吃,食量不用刻意控制,也是一种高蛋白、高脂肪、极低碳水化合物的饮食方法。他认为,这样能够让人体快速分解脂肪,在短时间内也会有快速的体重下降。他宣扬道:汉堡对减肥是有害的,但是其中夹着的肉饼对减肥是有益的。

阿特金斯饮食法的受欢迎程度甚至一度高于大多数流行的饮食方法。它起源于20世纪70年代,复苏于2000年初,后来进行了几次修改,并于2010年发布了最新版本,宣称"全新的阿特金斯饮食,只为全新的你"。这一饮食方法的最严格版本每天只提供30g碳水化合物,但是它没有限制总能量的摄入。只要饮食中不含或只含少量的碳水化合物,就允许摄入不限量的高蛋白/高脂肪食物。

我们知道这样会导致酮症,但该饮食法声称这是促进大幅度减重和帮助控制食欲的关键。已有多项随机对照试验在肥胖成人中对这一饮食方法进行了评估，与传统的低脂饮食相比，采用阿特金斯饮食在3个月和6个月时的体重下降通常较多，而在12个月和24个月时体重下降不太明显，并且与传统低脂饮食比较没有差异。尽管没有专业的干预也能达到减重效果，但阿特金斯饮食的减重效果并不优于包括专业支持和行为疗法在内的饮食干预。

阿特金斯饮食的理论基础是精制碳水化合物使血糖波动很大，容易导致血糖异常等代谢紊乱。极低碳水化合物饮食可使脂肪在体内分解为酮体，并通过尿液排出体外，有助于减重。而且体内的酮体可抑制食欲、减轻饥饿感，从而减少总热量的摄入，间接减少了含反式脂肪酸食物的摄入，从而减少心脑血管疾病的发生。高蛋白、高脂肪饮食会使人体在餐后产热增加，有助于消耗热量。

有研究认为，限制碳水化合物引起的酮症不大可能是减重成功的关键因素。采用低碳水化合物饮食进行短期减重的成功率较高，这与高饱腹感、产热增加进而能量消耗轻微增加有关，甚至与食物选择的单一化和简单化有关。由于食物的限制，血糖负荷降低，这可能使短期内减重效果斐然。

虽然关于依从性（即减重求助者对营养与健康建议的执行程度）的研究较少，但饮食的依从性可能是饮食计划中减肥最重要的一个因素。比较研究结果发现，依从性与减肥成功的相关性比饮食组成更高。不同版本的阿特金斯饮食方案都比较严格，这也许是减重者具有较高依从性的原因。

这种方法偶尔用于短期内应急也是可以的，比如面临重要面试、大型仪式等。因为长期不吃主食，所以阿特金斯饮食法也是一种不均衡的饮食法，不建议长期使用。阿特金斯饮食中，几类含有碳水化合物的食物（粮谷类、水果、多淀粉蔬菜）都受到限制，一些微量元素摄入欠佳，很容易导致营养不良。

对20种流行的饮食方法进行综述后发现，阿特金斯饮食带来的问题是食物中一些营养成分摄入低于推荐膳食营养素供给量（RDA）：如膳食纤维只有RDA的13%，维生素B_1为47%，维生素B_2为77%，维生素C 72%，钙89%，镁54%，铁72%。限制谷物、水果和多淀粉蔬菜也会减少植物化学物质和抗氧化剂的摄入量，而这些植物化学物质和抗氧化剂对健康还有好处，且有益于运动水平的提高。

阿特金斯饮食与生酮饮食类似,过多的脂肪和蛋白质,会增加胆囊、肾脏和肝脏的负担,造成机体钙的流失,是一种不均衡饮食法,容易导致营养摄入不均衡和营养不良。

> **◆ 知识小插曲:低碳水化合物饮食又如何?**
>
> 低碳水化合物饮食通常指饮食中碳水化合物供能比≤40%,脂肪供能比≥30%,蛋白质摄入量相对增加,限制或不限制总能量摄入的一类饮食。极低碳水化合物饮食中碳水化合物供能比≤20%。生酮饮食是极低碳水化合物的极特殊类型。
>
> 研究结果显示,多种类型的低碳水化合物饮食,维生素A、维生素E、维生素B_1、叶酸、镁、钙、铁和碘的摄入量均减少,所以对于这些营养成分应该额外增加摄入。
>
> 《中国超重/肥胖医学营养治疗指南(2021)》提示,低碳水化合物饮食模式多用于短中期体重控制,其长期的安全性和有效性仍待进一步研究。

6.2 辟谷、断食是不尊重饥饿感的饮食法

辟谷的关键阶段是"完全阻断食物供应,拒绝任何食物摄入"。绝大部分辟谷包含了至少24h不进食,水分的摄入稍微放松一些。这实际上就是断食或者说是禁食,用这样的方式减肥会引起低血糖和胃酸分泌过多等,长期如此甚至会导致糖尿病和胃溃疡,如果本身有糖尿病,还会发生糖尿病的急性并发症——糖尿病低血糖症。

断食会使人体基础代谢率下降,肌肉萎缩,营养不良,还会导致暴饮暴食,可能导致神经性厌食,甚至继发更严重的进食障碍,对身体造成巨大的不良影响和不可逆损伤。不少减肥求助者表示,对曾经参加辟谷减肥的行为追悔莫及。

模拟断食的动物研究表明，较长时间断食后，动物的认知和记忆能力明显下降。断食还会使实验动物的糖耐量下降，恢复饮食之后血糖水平才升高。

轻断食与断食相比，更容易被减肥者所接受。轻断食也称为间歇性断食，比较常用的是5∶2轻断食法，工作日可以正常饮食，两个休息日可以轻断食，这种节律的好处是不太容易影响工作日的正常工作状态，不会因为摄食不足而导致低血糖，避免导致工作效率下降或不能完成工作。根据减肥者的情况，医学营养减重也常常阶段性使用该方法。如果能通过一定的个性化调整，尽量避免减肥者的饥饿感，也不失为一种不错的减肥方法。

但是轻断食减肥法仍然是有一些禁忌情况的，并不适合所有人。例如，备孕、孕期和哺乳期女性，血糖异常者，胃部不适者，肠道疾病者，精神心理异常者等各种疾病人群。

6.3 排名前二的饮食模式：地中海饮食、得舒饮食

在《美国新闻与世界报道》的年度最佳饮食榜单中，得舒饮食模式连续多年被评为第一名，一直被视为最健康的饮食模式之一。在该榜单中，地中海饮食经常与得舒饮食相提并论。2018年初，地中海膳食模式与得舒膳食模式并列第一名。

地中海饮食（mediterranean diet）模式是泛指希腊、西班牙、法国和意大利南部等处于地中海沿岸各国传统的饮食模式，特点是富含植物性食物，包括水果、蔬菜、面包、谷类、豆类、坚果种子类；食物以天然生产为主，新鲜度较高，油类主要用橄榄油；脂肪中饱和脂肪酸含量较低，占7%～8%；每天食用适量鱼、禽，少量蛋，控制甜食的摄入量。

地中海地区的人们比较长寿，因此对地中海饮食的研究也较多。地中海饮食的脂肪供能比为25%～35%，其中饱和脂肪酸摄入量低（7%～8%），不饱和脂肪酸摄入量较高。《中国超重/肥胖医学营养治疗指南（2021）》指出，与常规饮食相比，地中海饮食可有效降低超重和肥胖者、糖尿病和代谢综合征

患者及产后女性的体重。

研究表明，地中海饮食模式可以降低肥胖、心血管疾病、糖尿病和癌症的发生风险，是公认的最健康的饮食模式之一。地中海饮食的典型食物有西蓝花、番茄、鹰嘴豆、土豆、麦片、酸奶、三文鱼、榛子等。

地中海饮食用在中国人身上，我认为也是需要部分调整的，一来某些食物来源相对比较匮乏，二来价格比较昂贵。我们可以取其精华，结合自己的情况，适当调整和改善。

得舒饮食模式是由美国心肺及血液研究所设计，原本是用来控制血压的饮食模式，又称降高血压饮食模式（dietary approaches to stop hypertension，DASH）。

《美国新闻与世界报道》每年公布年度最佳饮食榜单，由多名知名学者根据研究结果评出最有利于预防肥胖和多种慢性病，营养均衡，操作便捷，容易被接受的膳食模式。得舒饮食连续七年蝉联第一。

近年来研究发现，得舒饮食模式不仅适用于高血压高血脂患者，也适用于肥胖、糖尿病患者以及普通人，具有预防肥胖、心血管疾病、糖尿病、癌症等慢性病，以及减缓慢性病发生发展的作用。

得舒饮食模式的营养特点是高钾低钠，富含钙、镁、膳食纤维和蛋白质，含较少饱和脂肪酸，能满足人体的营养素需求和健康需要。摄食足够的蔬菜、水果、低脂（或脱脂）奶，以维持足够的钾、镁、钙等离子的摄取，并尽量减少饮食中油脂量（特别是富含饱和脂肪酸的动物性油脂）。新鲜蔬菜和水果是钾的重要来源，大量摄入蔬菜水果才能保证高钾低钠，尤其是高钾。

《中国超重/肥胖医学营养治疗指南（2021）》指出，与常规饮食相比，DASH饮食可以有效降低超重和肥胖者的体重、BMI和体脂率。

6.4 限能量平衡膳食是中规中矩的科学减肥法

其实肥胖呢，归根到底还是因为能量摄入较多，那么我们如果仍然保持科学均衡的饮食，只是适当地限制摄入的总能量，就可以消耗储存的脂肪，起到减肥的效果。

在目标能量摄入基础上，建议每日减少能量摄入100~500kcal或减少1/3总能量。一般成年人每天能量摄入量大约在1600~2400kcal，同时摄入必需的营养供给食物，肉蛋奶齐全、水果蔬菜都有，还要摄入各种粗杂粮主食等。这种方法叫作限能量平衡膳食（calorie-restricted diet，CRD）。

《中国超重/肥胖医学营养治疗指南（2021）》指出限能量膳食的蛋白质、脂肪、碳水化合物能量来源分别是每日能量其中55%~60%来自碳水化合物，25%~30%来自脂肪。越来越多的研究表明，限能量平衡膳食是有效的体重管理方法，能够减轻肥胖者体重、减少体脂含量，从而减轻机体炎症反应，改善睡眠质量并缓解焦虑症状，缓解代谢综合征，减少心血管疾病危险因素。

这种方式相对来讲是比较健康的，属于一种慢减肥方法，对预防和减少慢性病的发生是比较推荐的常规减肥方法。但是个人实施起来未必那么容易，因为在食物能量的计算和搭配方面，不一定能正确快速地做出来，可能需要专业营养师的帮助才能实现。

需要注意的是，虽然是限制能量，但是一定不能太低能量，尤其每日摄入量不能低于800kcal，低于这个值就属于极低能量摄入，对身体危害极大，甚至不能维持基础代谢需要。

西方营养学界认为高碳水化合物饮食是碳水化合物的能量占比达到或超过45%或50%的饮食模式。如果碳水化合物供能比低于45%，或者日摄入量低于130g，那么就属于低碳水化合物饮食。如果日摄入量低于50g，就是极低碳水化合物饮食，多见于生酮饮食。

根据《中国超重/肥胖医学营养治疗专家共识（2016）》，在限能量平衡膳食中，安全而可持续的供能比例是碳水化合物占40%~55%，其中尽量减少精制糖和甜味糖，增加富含膳食纤维的全谷物和淀粉类；脂肪占20%~30%，要保证n-3多不饱和脂肪酸的供应；蛋白质占15%~20%，或每千克体重1.2~1.5g，要保证足够的豆类、蛋奶、肉类。注意提高膳食纤维的摄入量，保证每天25~30g。

✦ 知识小插曲：极低能量饮食

极低能量饮食（very low energy diet，VLED）或者极低热量饮食（very low calorie diet，VLCD）每天提供400~600kcal的能量，并且以流食的形式每天提供少于100g的碳水化合物及推荐的膳食营养素供给量的维生素和矿物质。极低能量饮食减重幅度大、速度快（每周减重1.5~2kg），但往往持续性差，可作为病态肥胖患者的一个短期减重方式。

这种饮食方式不是用流食替代全天的饮食，而是部分替代，只替代一餐或者两餐。极低能量饮食的副作用包括恶心、口臭（口腔异味）、饥饿、头痛、低血压、轻度头晕和痛风，其他的影响包括糖原耗竭、瘦体重丢失、脱水、电解质失衡及能量供应不足等。

当每天能量摄入低于30kcal/kg瘦体重时，至少在女性身上，会发生严重的不良反应。如果长期保持低能量摄入状态，可能会导致代谢率降低、性激素（包括男性和女性）水平降低、免疫功能和骨健康受损、蛋白质合成减少，电解质可能失衡，还有可能出现抑郁与进食紊乱。

当能量摄入正常后，一些负面作用（如代谢率的降低，激素和电解质水平、蛋白质合成、免疫功能的改变）可以逆转。然而，骨健康及一些心理上的不良效应，特别是进食紊乱，可能不会逆转或者很难恢复正常。

6.5 低脂饮食减肥应注意的三个问题

2012年的全国营养调查数据显示，我国城市居民饮食的脂肪供能比已经达到35%，而日本膳食中平均脂肪供能比仍没有超过30%。对于低脂饮食的概念，西方营养学界认为是脂肪供能比低于30%的饮食模式。

脂肪是饮食中能量最高的成分，适当减少脂肪供应能量占比和脂肪的绝对摄入量，对减少能量摄入和减肥无疑是有一定作用的。

这在人群研究和动物实验中都得到了同样的肯定结论。303位健康女性的脂肪供能比高达39%，将脂肪供能比调整到22%之后，这些女性一年后平均体重下降了3.1kg。类似的研究有很多，适当降低脂肪供能比的6~24个月内，自由进食状况下体重下降幅度为1~6kg。对肥胖大鼠的研究发现，相同的能量下，低脂饮食比低碳饮食更有助于减肥。

低脂减肥应主要注意三个问题。一是低脂肪的"度"的问题，低到什么程度，正如前面讲的案例，如果油脂摄入量低于人体的需要量，反而会带来很大的弊端，使人体难以维持基本的代谢。二是当过度依赖低脂食品时，如果低脂食品富含精白淀粉和添加糖，那势必不会带来健康效应以及健康的体重。三是低脂高糖的饮食结构，很容易引起高血糖、高甘油三酯等亚健康状态，包括超重和肥胖。

目前我国大量的中老年人采取这样的饮食模式，一碗面里没几颗菜、没几块肉，或者一顿饭没什么别的东西，只有馒头，这种饮食模式也是现在糖尿病、糖耐量受损患者大量涌现的源头之一。

因此，低脂饮食减肥应评估减肥者的脂肪供能占比，适当将脂肪供能比调整到较低的程度，同时需要注意油脂摄入量应满足基本的身体代谢需要，选择低脂食品时需关注产品的成分等细节，采取低脂饮食模式时还要保证饮食均衡，餐食搭配符合多样化原则。

6.6 高蛋白饮食减肥法要看蛋白有多高

减肥过程中很容易流失肌肉，而肌肉的主要成分就是蛋白。肌肉流失除了与运动锻炼有关之外，还与饮食中蛋白质含量和蛋白质供能比有关。所以减肥期间适当增加蛋白质的供能比和蛋白质的总量，有助于防止肌少症的发生、防止肌肉流失。如果蛋白质过高，又会增加肝脏和肾脏的代谢负担，产生一定的副作用。

适当的高蛋白饮食，除了有助于防止肌肉流失之外，还会增加餐食整体的饱腹感，可以及时减缓或停止进食；延缓食物的消化速度和胃的排空速度，有助于维持餐后血糖平稳，减少胰岛素分泌，从而减少脂肪的合成；蛋白质类食物的食物热效应最高，即进食时额外消耗和散发的热量最高，留存的热量更少。

高蛋白饮食的定义包括了蛋白质供能比和蛋白质摄入量两个维度。《中国超重/肥胖医学营养治疗指南（2021）》认为，大多数高蛋白饮食是指每日蛋白质摄入量超过每日总能量的20%或1.5g/（kg·d），但一天不超过每日总能量的30%或大于2g/（kg·d）。

多项研究显示，高蛋白饮食能减轻体重，改善一系列心血管疾病的危险因素，包括葡萄糖稳态和血脂改善等。一系列临床研究表明，2型糖尿病伴超重和肥胖患者可接受高蛋白饮食减重干预，但应加强包括肾功能在内的临床监测与营养咨询。

《中国超重/肥胖医学营养治疗专家共识（2016）》中讲道，在碳水化合物不过低的前提下，可以采用高蛋白减肥法。

综上所述，一般来讲，蛋白质的供能比大于25%时，需要非常谨慎，尤其要关注肝脏和肾脏损伤的副作用发生。

蛋白质的摄入量如何自行估算呢？要想减肥期间不至于缺乏蛋白质造成肌肉流失，那么每日摄入的蛋白质的量应高于体重（kg）×1.3，例如一个人体重为50kg，那么他每日所需的蛋白质为50×1.3=65（g）。

如果体力劳动和运动较多，蛋白质的摄入量还需要适当增加。食物中的蛋白质含量该如何估算呢？100g肉类和鱼虾类中大约含有20g蛋白质；一个鸡蛋平均重量为50g，其中蛋白质含量大约为6g；100g豆腐中大约含有6g蛋白质；100g黄豆中大约含有35g蛋白质；150g牛奶中大约含有5g蛋白质；一盒40g的纳豆中大约含有6g蛋白质。

纳豆是大豆发酵制品，含有较多的维生素B_{12}，也是素食人群中极易缺乏的一种营养成分，如果有素食习惯或者素食倾向的朋友可以适当摄入纳豆。纳豆含有一种益生菌叫枯草芽孢杆菌，能够促进免疫系统、心血管系统健康，强化维生素K的吸收。纳豆在发酵制作的过程中，大豆含有的抗营养因子如植酸、凝集素、蛋白酶抑制剂等也会被降解。

6.7 发现中国和其他国家膳食指南和膳食宝塔的精髓

遵循WHO膳食推荐的模式，健康的膳食指标包括蔬菜和水果、豆类、坚果和种子类、全谷物、膳食纤维；限量类膳食指标包括总脂肪、饱和脂肪酸、钠、游离糖、加工肉制品、非加工红肉。

遵循美国膳食指南的模式，健康饮食指标包括水果、蔬菜、全谷物、奶类、总蛋白质类食物、海产品和植物蛋白、不饱和脂肪酸与饱和脂肪酸之比；限量类饮食指标包括精制谷物、钠、添加糖、饱和脂肪酸。

平衡膳食模式的特征是高摄入蔬菜、水果、豆类及豆制品、鱼类、奶制品，并中等程度摄入肉蛋类，低摄入或不摄入加工肉类、含糖饮料等富含饱和脂肪酸及糖的食物。

● 2018年WHO提出了关于保持健康饮食的关键建议，包括以下五点：

（1）成年人的健康饮食应包括水果、蔬菜、豆类、坚果和全谷物（如未加工的玉米、小米、燕麦、小麦、糙米）。

（2）每天至少有400g水果和蔬菜，马铃薯、甘薯、木薯和其他淀粉根茎食物不属于水果或蔬菜。

（3）游离糖提供的能量应该低于10%的总能量摄入，即相当于50g（约12茶匙）。一个健康体重的人每天消耗约2000kcal的能量，若游离糖提供的能量低于5%的总能量，则有更多的健康效益。大多数游离糖被添加到食物或饮料中，也可以自然存在于蜂蜜、糖浆、果汁中。

（4）脂肪摄入提供的能量应低于30%的总能量摄入。建议将饱和脂肪酸的摄入量减少到总能量摄入的10%以下，而反式脂肪酸占总能量摄入的1%以下。特别是工业生产的反式脂肪酸并不是健康饮食的一部分，应该避免摄入。

（5）每天摄入的盐少于5g（相当于大约1茶匙），并使用加碘盐。

● 澳大利亚膳食指南甚至把保持健康体重列在其中。澳大利亚最新一版膳食指南是2013年颁布的，其主要推荐如下：

（1）达到并保持健康的体重。

（2）享受各种各样的营养食物。

（3）限制含有饱和脂肪酸、添加盐、添加糖和酒精的食物摄入量。

（4）鼓励、支持和促进母乳喂养。

（5）注重食品安全，安全制备和储存食物。

● 韩国最新一版的膳食指南是2010年颁布的，其特点是具有亚洲人的理想膳食模式。主要推荐如下：

（1）吃各种各样的食物。吃各种各样的谷物，尤其是全麦谷物，吃各种各样的蔬菜，吃各种各样的水果，每天吃奶制品，育龄女性选择富含铁的食物，如瘦红肉。

（2）增加身体活动以保持健康的体重。让身体活动成为一天中最重要的部分，每天锻炼30min，保持健康的体重，根据身体活动水平控制总能量摄入。

（3）吃足够干净和安全的食物。选择干净和安全的食物，准备充足，按时享受每顿饭，保持韩国传统饮食的平衡。

（4）选择低盐的食物，在烹饪中使用更少的盐。用较少的盐准备食物，当喝汤和吃炖锅时，不喝咸汤，不要在桌子上放更多的盐或酱油，用更少的盐制作泡菜。

（5）如果喝含酒精的饮料，要适量。男性每天最多喝两杯，女性每天最多喝一杯，妊娠期间不饮酒。

● 巴西最新一版膳食指南是2014年颁布的，其主要推荐如下：

（1）将天然或低加工食物作为饮食的基础。

（2）在调味和烹饪天然或低加工食物的过程中，使用少量的油、脂肪、盐和糖。

（3）限制加工食品的消费。

（4）避免食用过度加工的食品。

（5）在适当的环境中规律而认真地进餐，只要有可能，就与他人共同进餐。

（6）在提供各种天然或低加工食物的地方购买食物。

（7）培养、练习和分享烹饪技巧。

（8）计划好时间，让食物和饮食在生活中变得重要。

（9）在外就餐，多选择提供新鲜出炉的饭菜的地方。

（10）对食品广告和市场营销保持警惕。

● 美国农业部和卫生部于1980年发布了第一版《营养与健康：美国人的膳食指南》。自1980年起每5年修订一次，至2015年已经修订至第8版，2016年1月7日，美国农业部发布了《2015—2020年美国居民膳食指南》。最新版膳食指南主要针对健康问题，即有约1/2美国人患有一种或以上可预防的慢性病，这些慢性病和不良饮食习惯和身体活动减少有关。

《2015—2020年美国居民膳食指南》提出了5条具体的指导意见以推动健康膳食模式，并提倡全社会共同支持健康膳食选择。主要推荐如下：

（1）健康膳食模式伴随一生。注重食物和饮料的选择，在合理能量摄入的情况下，选择健康膳食以达到或保持适宜体重、摄入充足营养素以减少慢性病风险。健康膳食模式包括水果、蔬菜、蛋白质、奶类、谷类和油脂；健康膳食模式限制饱和脂肪酸及反式脂肪酸、添加糖及食盐。

（2）注重食物多样性、营养素密度和量。在合理能量范围内满足营养素需要量，在各类食物推荐量范围内选择各种各样高营养素密度的食物。

（3）限制添加糖和饱和脂肪酸摄入，减少食盐摄入。养成少糖、少脂和少钠的饮食习惯。减少食物和饮料中这些成分的含量以满足健康膳食模式需求。

（4）转向更健康的食物和饮料选择。在各类食物中选择营养素密度高的食物和饮料。考虑文化和个人意愿让这种转变容易身体力行。

（5）人人参与支持健康饮食模式。每个人既是实践者，又是传播者，把健康饮食的理念和方法传播到家庭、社区、学校、工作场所等。

6.8 模块化饮食，按照所需能量匹配食物

《我的最后一本减肥书》作者提出了"模块化饮食"，即把各类食物列出固定能量值需要的重量。简单计算即可算出每日需要摄入的能量值，然后每天只要挑选这些食物满足总能量值即可。会有一个饮食和运动模块表，包含食物能量模块和运动能量模块，比如50kcal、100kcal、150kcal、200kcal、250kcal能量的各类食物的重量分别是多少。总共需要的能量是多少，从各个能量值模块里选择相应重量的食物就可以了。

举个例子，比如经过计算，某个人一天的能量摄入值应该是2100kcal，运动消耗400kcal，那么我们就从饮食模块和运动模块里面选择，饮食模块的能量减去运动模块的能量等于1700kcal。当然选择的时候尽可能科学均衡地搭配，具体如下：

第一个模块中选一份100kcal的桃子是250g；

第二个模块中选一份50kcal的鹰嘴豆是15g，50kcal的黄豆是15g；

第三个模块中选一份50kcal的甜椒是200g，50kcal的芦笋是100g，50kcal的菠菜是200g；

第四个模块中选一份200kcal的河虾是250g，200kcal的鸭血或猪血是300g；

第五个模块中选一份50kcal的核桃仁是10g，一份50kcal的腰果是10g；

第六个模块中选一份100kcal的鸡蛋是1个；

第七个模块中选一份100kcal的酸奶是100mL，一份100kcal的全脂牛奶是150mL；

第八个模块中选一份50kcal的橄榄油是5g，一份50kcal的亚麻籽油是5g，一份50kcal的葵花籽油是5g，一份50kcal的大豆油是5g；

第九个模块中选一份150kcal的红薯生重是100g，一份100kcal的糙米饭是100g，一份350kcal的荞麦85g，一份150kcal的全麦面包是50g。

共选了2100kcal食物。

消耗量约300～400kcal的运动类型有轻松跑步60min，这个时间有点长，那么我们跑15min，那就是大约消耗100kcal能量；中等强度陪小孩游戏100min大约消耗300～400kcal能量，那么我们如果陪玩25min，就大约消耗100kcal能量；中等速度跳绳40min消耗能量300～400kcal，那么我们跳绳10min，大约消耗能量100kcal；轻度家务劳动打扫卫生160min大约消耗能量300～400kcal，那么我们打扫40min，大约消耗能量100kcal。共消耗400kcal能量。

这样算下来，摄入食物的能量减去运动消耗的能量，大约就等于1700kcal。这种方法甚至还提供了甜品和啤酒等的能量值，偶尔放纵吃了甜品或喝了啤酒，也可以很明白地知道自己通过甜品和饮料摄入了多少能量，其他食物就要少摄入多少能量或者通过运动来消耗掉这些能量。

模块化饮食法有一条很重要的规则：九大类食物（水果类、蔬菜类、肉类、蛋类、奶类、豆类、坚果及种子、主食类、植物油）中每一类都必须选，蔬菜、水果、主食，样样都得选，这样才能保证一个基本健康的饮食结构，摄入均衡的营养。

模块化饮食法创始人、健身科普作家曹晋老师认为模块化饮食法也有缺点，即必须要自己做饭才行，出外就餐的话就不好用了。

6.9 科学的结构化带量配餐，既营养均衡，又能吃饱

个体化私人营养配餐有两大主要来源，一是医院的营养门诊，二是医院外营养咨询或营养服务，当然也不排除市场上存在不科学的营养配餐和营养指导。

如果是自己减肥，往往会出现诸多痛苦：饿得难受、胃疼、头晕眼花、心慌、浑身没劲、口臭、心情不好、没精神、晕倒，而这些危险如果通过科学的个体化定制配餐可以很大程度上避免。

以得舒饮食、地中海饮食和膳食指南为基础，经过中国化的调整和个体化定制的结构化带量餐谱，往往既可以做到饮食均衡，又能够吃饱，最重要的是它可以帮你健康进行慢减肥。这样的餐谱其实不需要精确到具体的菜品，比如是蚝油生菜或者是宫保鸡丁，而只需要精确到每餐的饮食结构数量：蔬菜类多少克，肉类多少克等。我们可以在类别的限制之下，经常更换选择的菜品种类，做到饮食的多样化。

✦ 知识小插曲：个体化（一对一）减重减脂应做哪些事情？

针对个体的减重减脂需求，第一，确定是否有必要进行减重减脂。这个过程需要了解求助者的基本信息，包括身高、体重、脂肪含量、肌肉含量、体脂率等数据指标，来进行初步评估。

第二，做膳食评估，即了解求助者的饮食状况与膳食习惯。包括外出就餐频率、食物摄入量、烹饪技术、压力情况下的进食情况、饥饿时的进食情况、零食和饮料等的摄入情况。

第三，进行运动等日常身体活动的评估，了解运动可能的风险，掌握求助者的运动喜好和运动习惯。根据情况，可提供运动建议、运动方案等。最佳的运动方式一般取决于运动的便利性、时间、损伤风险及使用某些肌群的倾向性等情况。

　　第四，给予饮食建议、膳食方案，必要时提供个体化带量餐谱，甚至可以增加购物辅导和烹饪指导等多元化的一对一教育形式。

　　条件允许还可以进行心理评估与咨询，有的求助者在认知方面可能存在一定的偏差，情绪需要一定的疏导、心理状态需要辅导和支持。心理咨询可以长期保持，以每周一次或两周一次等固定的频率，往往能够取得更好的减重减脂效果。

　　如果是较大基数的肥胖者，建议到医院的减重门诊进行咨询和就医。

7

瘦身与瘦心相伴，心轻体盈

与糖尿病的多学科健康管理类似，减肥的多学科管理也是有一定科学依据和道理的。减肥需要营养专家指导饮食、运动专家指导运动、心理专家辅导心理状态等。那么心理与减肥有怎样的关系呢？

圣地亚哥一所最好的医院中领导肥胖症手术项目的阿兰·威特格罗佛（Alan Wittgrove）医生，曾于2003年8月14日在《今日美国》杂志上讲道："人们会为了饥饿以外的原因去吃……饥饿也受心理的调节。我们不能对您的心理进行手术。"

除了营养之外，环境也会影响我们的饮食。某些情况下，我们并非因饿而吃，而是由于其他需要，比如心理的需要。有人说如果你总是吃进去超过你需要量的食物，那这个食物就不是你的胃需要，而是你的心需要。当我们找到了正确的方法满足这些心理需求时，就可以避免不必要的食物摄入，进而减少了一个增重的来源，减肥也就容易了许多。

7.1 美食解压，我是否真的快乐？避免情绪化的非必要进食

有些减肥者真正减肥成功后，回过头来再看过去无法掌控自己体重的日子，"当时明明过得很狼狈，还告诉自己美食解压，内心又不断安慰自己。别人认为我过去确实是用'美食解压'，但我那时候真的一点都不快乐。"心理压力会使人体增肥激素皮质醇水平升高，血糖升高，促进脂肪在腹部囤积。

当我们还是婴儿的时候，我们经常会发出哭闹的信号，有时候是因为饥饿，有时候不是。父母或抚养人收到我们的信号后，会给我们食物（可能是母乳或者是婴儿配方奶粉等）。如果他们足够用心，则会分辨出来我们别的需求，可能是不舒服，可能是冷了或者热了，也可能是尿了或者拉了，还有可能想要有人陪我们玩了，或者是想起来看看环境，甚至想出去晒晒太阳，而不是因为饥饿。

我们长大以后也是一样。当我们不舒服的时候，不一定都是因为饥饿。有

可能是需要一个朋友或是想要读一本书，有可能是希望有个人帮我们指点迷津，还可能是需要一个拥抱，也可能是需要一笔钱。而长大后的我们自己，能不能识别出来我们真正的需求是什么？还是只会一股脑地往自己嘴里放食物？研究认为摄食有满足欲望、缓和紧张及稳定情绪的作用，那如果我们用别的方法把这种情绪和心情稳定下来，是不是就可以不用摄食了？

小文在高校工作了多年，努力代课，努力写文章发表论文，大多数的周末和节假日都用来学习提升，好不容易攒够了评职称要用的所有材料。然而得到的消息却是评职称名额有限，并没有申报成功。收到了这个不好的消息，即使是刚刚吃饱，她却又翻出所有的零食，摆到客厅茶几上吃了起来。她不知道跟谁去说，她觉得告诉父母只会让他们更担心，而且她已经很久没有和认识的朋友出去玩或者谈心了。

广告也会把情绪和食物联系在一起。诸如"女朋友可以离开你，但巧克力不会离开你"，糖果广告总是会出现"阳光""友情""欢笑""甜蜜爱情""奔跑""父爱""亲情"等这些美好的场景。这些广告更加深了我们的误解，对于食物与心情之间关系的误解，比如巧克力代表了爱情的甜蜜，糖果意味着快乐和美好。除了这些广告带给我们的美感，巧克力放在嘴里，确实很丝滑、很特别、很温馨，还可以用现在流行的词来形容，叫"治愈"。

当我们面对压力的时候，身体会释放肾上腺素这种压力激素，从而升高血压、升高血糖，为肌肉运动和高强度的应激状态做好准备。这种应激状态很容易让我们以为自己需要摄入更多的能量来应对，从而不由自主地到处找食物来填到嘴里，进入一种备战状态。而减少压力，就能很大程度上提高自控能力，摆脱压力和肾上腺素导致我们失去理性的状态，从而避免暴饮暴食和慵懒无度。

当今时代的这种压力往往不是体能方面的斗争，并不需要肌肉去进行远古时期那种狩猎和搏斗，更多是工作和学业方面的压力，而这种"智能化"的"进补"提示，又很容易一不小心就过量。所以经常加班和工作强度过大的人，就很容易产生"过劳肥"，我们有时戏谑地将其称为"工伤"，表明大家被迫加班，被迫伤害了自己身体产生了肥胖，也反映了一种对工作压力的无奈心情。当然，我们希望全社会共同重视超重和肥胖问题，减少超重和肥胖发生的社会因素，改善企业和用工单位的健康氛围，让大家健康生活，快乐工作。

许多情绪都有可能引起非必要进食，比如：

（1）抑郁（另有消沉、悲哀、沮丧、灰心丧气），可能是由于重要的人、财产或者自尊心丧失而引起的不愉快。身体表现为流眼泪、运动迟缓、疲倦、身体疼痛增加、无精打采。心理表现为内疚、无用感、羞耻、对未来失去希望等。

（2）忧虑（另有压力感、害怕、紧张、担忧），主要是不安、恐惧或者对未来可能发生的事充满担忧。身体可表现为心率快、出汗、呼吸困难、呕吐等。心理表现为担心某件可怕的事将要发生。

（3）生气（另有狂怒、敌意、恼怒），可能由于被损伤、不公正对待或威吓产生的强烈感觉。身体可表现为身体僵硬、咬紧牙关、血压升高。心理表现为有挥拳打击或攻击的想法，想算账或报复。

（4）烦恼（另有单调、乏味），多是因为缺乏刺激或重复性无趣活动而引起苦恼。身体表现为焦躁不安、烦躁、打哈欠等。心理表现为时间似乎过得太慢，时常做白日梦，容易分心。

（5）孤寂（另有单独、孤立），因感到缺乏满意的社会关系产生的苦恼。身体表现为回避社交场合，在其他人面前尴尬。心理表现为认为自己已被其他人抛弃或拒绝。

（6）快乐（另有高兴、欢乐、兴奋、生气勃勃、愉快），高度愉快的安康和满足状态。身体表现为微笑、干劲或动力十足。心理表现为积极、乐观，自尊心增加。

◆ 知识小插曲：减肥过程中9种扭曲的心理认知

医学博士戴维·伯恩斯（David Burns）的著作《好心情手册》中讲到了减肥认知疗法可以改善的9种扭曲的思维：

（1）全或无思维。或是节食或是不节食。一块饼干意味着"我的节食已告吹了"。

（2）过度概括。"我会永远胖下去"或"我绝对不要减肥"。使用"永远"或"绝不"来描述行为通常是一种过度概括。

（3）心理过滤。不看总体只看局部。例如，虽然喝咖啡的休息时间避开多福饼，中饭和晚饭也营养均衡。然后你想得更多的却是为了上床前吃冰淇淋。

（4）积极性打折扣。你每周走三次，每次三十分钟，这很不错。但你却认为，"这种频率根本不管用，人家都是每天都走，每天走两万步"。

（5）夸大或缩小，不切实际地夸大消极活动的重要性，减小积极事物的重要性。忽略自己比较满意的身体部位，过度关注需要塑形的身体部位。

（6）情绪推理。认定自己的情绪是现实的精确反应。既然为自己的肚子感到羞愧，就认定自己做了羞耻的事情。

（7）"应该"陈述。虽然有渴望有目的和喜欢某些东西是合情合理的，但选择的标准太过严格、僵硬，不合理、不可行。例如，"我不应该吃任何油炸的食物"。

（8）扣帽子。仅仅做了某件傻事并不意味着你是一个笨人。例如，如果你错过了一次运动锻炼就把自己归为懒人是不合理的。

（9）为不该承担的责任谴责自己或别人。把不在自己或别人控制下的事情的责任归于自己或其他某个人是不合理的。认为如果我坚持节食便能除去大腹便便的想法是不切实际的。你能控制你的生活方式，但你无法控制脂肪聚积在你身体的哪个部位。

7.2 遇到麻烦，狂吃一顿还是冷静地解决？

好的情绪管理能力可以避免很多情绪化进食，也可以避免体内激素的波动。所以减肥者应该持续学习和提高情绪管理能力。与其用不合时宜的方式沉默或者爆发，不如花点时间抚慰自己。就如同一个人没有时间休息，就很可能会生病，花点时间得到心理和情绪的休息，以正确的方式滋养自己，其实才更节约时间，工作学习才更有效率。

这些方式包括：以多种方式联系朋友，阅读和写作，玩耍与游戏，进行散步、瑜伽、跳舞等喜欢的运动，晒太阳，画画或者听音乐，刺绣和香薰，闲逛或者购物，看旧时照片，编织等手工活动。

7.2.1 呼吸运动

腹式呼吸可以增加氧气吸入、促进血液循环，有放松心情、消除疲劳、降低血压等明显的益处。可以尝试几分钟、十几分钟，就可以起到很好的平缓心情的作用。

腹式呼吸是吸气时用鼻子吸气，腹部鼓起，呼气时用嘴巴呼气，腹部用力将气体排出。腹式呼吸时可以让自己尽量放松、进入遐想状态，想象自己躺在一个充满阳光的草坪上，旁边有鲜花、鸟和湖泊，尽情享受日光浴和能量感满满的空气。想象一个"小气囊"在上下运行。深呼吸和腹式呼吸的练习也是健康获益的开始。

7.2.2 肌肉松弛运动、伸展运动和跑步运动

肌肉松弛运动和伸展运动是心理咨询和治疗中常用的方法，有助于调节情绪状态。握紧左右手，上臂转换不同的位置和动作，感受不同的上臂肌肉收缩和放松状态。双手臂挡在面前，拳头转向额头，上身蜷缩弯背。然后上臂与上身伸展，双脚分开。以此方式来充分感受紧张与放松，张弛有度。可以重复若干次，每次几分钟到十几分钟都可以。

运动时会释放多巴胺，从而产生愉悦幸福的感觉。对于处在焦虑情绪中的朋友来说，运动可以有效缓解焦虑，转移注意力。多巴胺的分泌还会促进运动能力的提升和运动行为的持续。跑步是运动项目中较为有效的产生多巴胺的方式，我们可以从跑步等运动中获得快乐，以及想要下次继续运动的希望。

7.2.3 找到适合此时的音乐

不管你处于怎样的心情中，总会有可以和我们产生共鸣的音乐。恰到好处的音乐或歌曲常常可以引导我们抒发自己的情绪。有时是因为它的歌词，有时是因为它的乐曲。有时会跟着这首歌畅快流泪，有时会随着歌大声嚎叫，淋漓酣畅。这是抒发情绪的良好方法，对身体不利的物质会随着眼泪、呼出的气体排出，避免对身体的进一步伤害。

7.2.4 写下我的心情，思考随之而来

卢曼曾说："不写，就无法思考。"意思就是写作过程可以很好地促进深度思考，写的过程，也是思考的过程。通过写作，往往能思考到平时很难想到的东西或者道理。写完再看，发现自己居然可以写得这么有深度！

有的人写小说，在小说中写出了自己内心的困惑，也实现了自己在现实中未曾实现的梦想。假设自己走了另外一条路，会是怎样的境况？是不是就可以一帆风顺，飞黄腾达？显然未必。这样一来，写着写着就缓解了自己的焦虑、不安和悔恨。过度焦虑和不安不利于减肥，对于个体来说，有可能是超重和肥胖的诱因之一。

有的人写日记和随笔，如果目的不是投稿赚钱，就想到哪里写到哪里，可以抒发感情、记录事件、表达观点。情绪和观点都通过良性合理的渠道表达出来了，释放了压力，可能因为梳理了自己的思考，有些问题也就解决了一大半，下一步的目标就更加清晰了。

所有的小情绪、小矫情，都可以用文字的方式表达出来，等迈过这些坎回过头来再看，这些都是宝贵的财富。甚至如果有合适的契机，可以联系出版社编辑来出版，影响别人，帮助别人，给社会带来正面的影响。不少作家后悔把自己曾经的日记给烧毁掉了，否则真的是可以派大用场。

✦ 减肥心理小贴士

研究与实践经验表明，内心的想法和感受如果能够得到有效的表达和排解，那么就会不受想法和感受的困扰，行为更不会受制于此。所以我们要找到自己喜欢的表达方式，比如写作、画画、唱歌、跳舞、聊天以及更多形式的创作等，都是可以选择的表达方式。找到良性的情绪与内心想法的出口，才能更好去成长与进步，进入一个良性的生活循环中。

7.2.5 解决问题，需要发散思维

一道题可以有多种解法，一件事情也有多种角度和方法去解决。我家小朋友比较喜欢看脑筋急转弯，脑筋急转弯的书上往往只给出一个答案。当孩子让我猜答案的时候，他告诉我，我的答案是对了还是错了。这个时候我会提醒他，这个问题是不是只有一种答案？还有没有别的答案？经过一定的引导，慢慢他知道了，一个题目往往是可以有多种答案的，除了书上给出的答案是正确的，可能还会有很多好的可行的答案。

7.2.6 建立可靠的社会支持系统

社会支持系统是一个人保持心理健康和正常社会连接的基础。一个人如果有可靠的社会支持系统，他的内心自然会有一种幸福感。遇到不同的困难时，他可以联系不同的人交换意见，讨论商量，请求帮助等，至少他的内心是不孤独的，是有情感寄托的。

减肥虽然不能算是传统意义上的大事，但是如果科学减肥能得到最亲密、最信任的家人、朋友、同事的支持，减肥者一定会有更大的动力和持久性。在崇尚健康、人人具有健康意识的大环境下，比在生活作息颠倒的环境下更容易科学减肥。具有健康意识的公司和组织会注意改善食堂伙食的健康程度，举办

健康讲座，给予员工体检福利，这些都是健康减肥的良好氛围。

减肥社群、运动组织、营养学习小组，这些也为减肥者提供了良好环境。伙伴的坚持和鼓励，队长的赋能和力量，小组成员的经验教训分享，知识卡片的清晰讲解，减肥者的认知一天天得到了升华，行为日渐改善，并且从中体会到了自我成长的快乐。这些收获都是一个人孤军奋战无法获得的。

有的人看起来瘦，却需要减脂增肌；有的人看起来胖，可能却并不需要减脂。在减肥群体当中，有各种各样的情况，这样对减肥者来说，本身也是一种心理疗愈。看看别人的故事，焦虑就会减少，对自己也是一种释怀。超重和肥胖的原因各有不同，萍水相逢就是一种幸运。

减肥者小金在一家公司工作，公司氛围不错，为了方便大家沟通，几十位员工都在一个大办公室工作。随着时间的推移，他发现和一位同事特别聊得来，工作当中配合协调得很好，除了工作微信之外，他们还加了私人微信。

不上班的休息日，他们也经常聊天，有时吐槽公司的人和事，有时讨论好的书和电影，有时畅想未来，共同规划下一步的发展。

在一个组织中，同事首先是工作关系，共同配合完成工作事务。其次，同事之间也可以成为朋友，从相识开始，在整个人生中互相影响，长久陪伴。但是不必奢求和每位同事成为朋友。人的性格千差万别，想法、爱好、观点相去甚远。如果不能很好去配合，可以从沟通方式方面学习和检查，如果能改善这一点，那么同事在工作中的支持，也会使压力减少很多。如果工作的推进没有太多阻碍，那么自然心情舒畅。

7.3 让亲密关系成为自我价值感和成就感的来源

亲密关系是我们生活中最重要的一种关系，是人生中非常重要的一个话题。比起工作关系，亲密关系往往存在和维系的时间更长。良性的亲密关系，可以让我们感受到工作、学习和进步的动力，感受到自我价值、成就感和生活的美好。反之，则会让我们感到自卑、痛苦、举步维艰，感受不到生活的快乐和努力的意义。

世界著名畅销书《亲密关系》的作者克里斯多福·孟说："亲密关系是一个强而有力的学习工具，能帮助你发现并且体验你一直以来追寻的所有东西，只是隐藏在表面之下，其实他们一直就在你的眼前。婚姻和亲密关系的真正目的，是让你踏上寻找真正自己的旅程。寻找真挚永恒的亲密关系，其实就是寻找自我。"

在建立亲密关系的阶段，我们会假装自己具备一些良好的品质，这些品质正是我们希望对方具备的，而我们自己却未必真的具备。女人需要爱，同时随着社会经济、文化和教育的发展，现代的女性不再安于在家庭中实现自己的个人价值，她们有强烈的自我实现的需求。别人给的钱并不能代替自己挣的钱，自己打拼的事业所带来的成就感是身边男性的地位和财富所不能给予的。男性如果了解到这一点，也许在婚姻的经营上可以少走很多弯路。

但是同时我们也要认识到，不同的人会有不同的人生目标和追求，而同一个人在不同的时间阶段，也会有不同的任务和想法。有的人喜欢做饭、做家务，即使不需要表扬、鼓励和肯定，依然可以有强烈的原动力。有的人不擅长也不喜欢做家务，如果她（他）"牺牲"了自己的工作时间去做家务，那么她（他）很可能需要极大的肯定和价值认同，才能将这一行为持续下去。

而另一方如果不能深入了解对方在这方面的喜好和价值感，不能灵活对爱人褒奖和鼓励，势必会发生一些冲突和矛盾。这些层面的问题，其实可以通过深层次的沟通需求和自己的领悟力、觉察力得到改善，难度在于有的人并不想解决问题，而只想固执地坚持自己，这一点才是良性亲密关系中的最大拦路虎。

人要学习新的知识、方法和理念，才能成长，保持终身学习和终身成长。对于自己和家庭来说，都是一件绝好的事情。而这种成长，应该是朝着美好的事物，自我接纳地去体会成长的喜悦，而不是达成目标后对曾经伤害过自己的人产生报复式的快感。

亲密关系中还经常会出现"权力斗争"，包括婚姻关系。比如夫妻受的是同样的教育，但是丈夫却总是以自我为中心，认为家庭的成就全部是他"一己之力"完成的。妻子想去工作，他要么不想让她去上班，要么希望妻子能找一个既能照顾家、又能照顾孩子，还能支持自己迈向人生巅峰的工作。

关于妻子的工作这件事，一再发生争吵，这就是非常经典的亲密关系中的"权力斗争"。正如前文所说，我们需要关注对方自我实现方面的内在需求，方能提高亲密关系的沟通和改善效率。

我们在亲密关系中还特别容易嫌弃和批评别人，而这些批评的内容和具体的行为，或许是我们自己的镜像反应，即我们自己做得最不好的那部分。思考一下，这些抱怨的话像不像是在埋怨我们自己，甚至是通过抱怨和批评来隐藏自己"讨厌的罪行"。对方没有做好的事情，可否通过我们的实践和行为进行互补，弥补对方没有做完的部分，同时还要记得肯定对方已经做完的部分。毕竟如果每天她（他）不去做那80%的部分，你就要做那件事情的100%。

婚姻或者亲密关系中的人，回想一下自己，在看到对方或者家族成员有更好的机遇时，自己的心情是怎样的？自己的举动和行为又是怎样的？人往往就是这样，不能接受自己认识的人获得较大的成功，而在遥远的地方仰视的人是可以成功的。

好的亲密关系是希望对方找到自己的长处，做想做的事，抓住好的机会，往上走，而不是我们一起抱团走下坡路。亲密关系中的人如果能互相鼓励和支持，完成自我实现的需求，那亲密关系无疑是会变得更加稳固和坚实，也会加深彼此的爱和灵魂的沟通。

7.4 亲子关系价值百万

7.4.1 让亲情的代际伤害就此停止

在各个年龄段的咨询者中，不少人的亲子关系存在可改善空间。他们表达了自己深陷与母亲或与父亲关系的泥潭中，没能好好做自己。有些家庭存在代际传承的情况，一代一代都是这样的相处模式，没有人能够打破，而给人带来的伤害也是，没有人能够幸免。

其中不乏万般无助中将食物作为解除内心痛苦的"良方"，将不良的生活方式作为自我放弃和自我惩罚的"工具"，这样的人生，多么无望和遗憾。而我们如果有足够的力量和方法改善这一局面，这些痛苦中的人会变得多么阳光可爱，充满希望。有的人觉得父母没有好好养育自己，只有自己多吃，才能弥补这样的缺憾。有的人认为，母亲（父亲）胖胖的，自己也应该是胖的，否则就是不爱父母，别人就会觉得他们不是一家人，那自己就成了"垃圾堆里捡来的孩子"。

心理咨询师徐徐在《我减掉了五十斤！——心理咨询师亲身实践的心理减肥法》中写道，"以前我儿子的成绩单一出现低分，我就怒火中烧，结果，我的训斥反而让儿子更叛逆，学习成绩不见长进。减肥过程中的成长和瘦身后对自我满意度的大幅度提升，我不需要用儿子的好成绩来安慰和掩盖自己的失败感，对儿子的学习成绩就没有那么'病态'在意了。每到周末，我会变着法儿给他们父子俩做好吃的，安排各种合家欢活动，喜眉喜眼，不再暴躁，这些变化让儿子从叛逆的张力中舒缓下来，变得爱学习了，2015年他考上了美国一所排名还不错的大学。"可见良好的亲子互动给孩子带来的正面影响有多么巨大。

饶恕与原谅自己的父母是一个单向的行动，不必等对方认错，也不必对方配合，是自己的决定。我们可以从自己做起，发现自己身上存在的"代际传承"的问题，主动与下一代沟通感受，甚至道歉，让错误的模式不再继续在家族中"传承"，让温暖和爱意重新在家庭中流淌。如此一来，反而我们可以写出对父母、对子女的感谢信，负面情绪由正面的途径表达与发泄之后，更会充满正面的感恩之情。

7.4.2 互相认可，鼓励自我实现，给予对方挑战新高度的勇气

结合马斯洛的需求理论，最高层级的需求是自我实现的需求，将其引申到亲子教育中来，我认为亲子关系的终极目标是，孩子为父母的努力和成就而骄

傲，家长也充分认可孩子的兴趣、天赋和优势，为儿女而自豪。

年糕妈妈李丹阳在她的育儿畅销书中写道："我们陪孩子走的这段路，不是为了让他比别人抢跑一个身位，而是希望他能够得到不断去挑战新高度的勇气。"作为父母，我们希望成为明智而有力量的家长，而如果想成为这样的家长，应该更多关注到孩子精神层面的需求，给予孩子高质量的有效陪伴，认识到孩子的诸多心理需求，如期待自己被理解、渴望被听见、要求平等的沟通、希望自己可以做决定等。

作为家长，我们对孩子有万般期待，那么孩子希望拥有的父母是什么样子的呢？我想应该是能够自洽、勇于追求、不怕困难，做到情绪稳定而态度积极。拥有这样的家长，孩子可以有更好的安全感，以更积极的心态面对生活中越来越多的考验。

人到中年，很大的一个坎就是与自己和解。怎么与过去的选择和解，如何与悔恨和解，如何与父母和解，如何更好地赢得未来，这些都是我们需要面对的人生难题。

科技不断进步，很多事情从不可能变成了可能，实现梦想有了更多的途径，过去存在的一些限制也逐渐被打破。有时需要我们有改良系统的创新思维，有时需要有立即行动的执行能力，有时需要对自己有更加科学全面的认识，有时需要全方位求助各行各业的专家，有时只是需要我们搜索到有用而权威的信息。

7.4.3 亲子关系好是孩子未来好的前提

孩子总是不听话怎么办？实际上孩子需要的只是我们融入他的游戏世界，融入他对英雄（或偶像）的崇拜中，就可以完完全全地"俘虏"他，让他"听我们的话"。

亲子关系才是我们育儿生活的起点和终点。当妈妈们问"我该怎么办"时，是把育儿当作了一种操作，认为自己做什么，就能得到什么样的结果。而事实上，只有我们把育儿看作一段关系，才能改变这种思维方式：孩子是不断成长的独立个体，他有自己的思想、情绪和个性。任何一段关系都是双向的、流动的、独一无二的。

"游戏力"育儿理论的创始人科恩博士讲道，大部分育儿问题都是亲子关系中的情感连接问题，而亲子连接的好坏会对孩子未来的学习、生活、社交以及成就都产生重要的影响。

美国著名的亲子沟通专家、"平和式教养法"创始人劳拉·马卡姆博士说过："育儿中要把80%的力气，花在搞好亲子关系上。"

年糕妈妈李丹阳通过学习和育儿实践，建立了育儿的金字塔模型，最下层是生理需求的满足，倒数第二层是亲子关系的浓度，再往上是榜样的力量，最上层是自驱力。孩子会听谁的话？和他关系好的人。怎么才能和他关系好？陪他玩，陪他做有意思的事情，让他感觉到"和爸爸妈妈在一起，我很开心"。

有句话说，孩子从来不会按你说的去做，而会按你做的去做。举个例子，作为父母，你想让孩子看书，你说了无数遍"孩子，看本书吧"，可能一点用都没有。你经常拿本书来看，孩子倒会跟你学，也经常拿本书来看。孩子是通过模仿来学习的，一个不爱看书的家长，怎么能培养出一个爱看书的孩子呢？所以按照这个理论，想培养什么样的孩子，你就去做个什么样子的人。这种方法可能最省力，最轻松，自己还高兴，因为自己把时间花在了自认为有价值的事情上。

当孩子哭闹、发脾气的时候，我们能不能先给予他情感上的认同和行为上的接纳，站在他的角度，去感受他的情绪，体会一种失落或者向往，表达和他同样的情愫或者心情。当孩子感觉到我们和他站在一起的时候，再去告诉他我们的苦衷，这时候孩子往往能更好地理解我们，使我们彼此的心靠得更近、感情变得更加深厚。

遇到亲子冲突的时候，我们要把重点放在解决问题上面，而不是谁输谁赢上面。要给予孩子充分的表达机会，如果不能提供畅通的沟通渠道，往往会堵住孩子交流的意愿，让误会和隔阂一直存在，并且越来越严重。长期这样下去，亲子关系将不敢想象。

和孩子一起玩游戏，比如跳棋、大富翁棋、七巧板等；和孩子一起晒太阳、奔跑、旅行、跳舞；和孩子一起阅读绘本、看电影、看电视、逛博物馆，这些都是培养亲子关系的良好方式。

育儿先育己，要想建立理想的亲子关系，先要解决父母自身和家庭环境的问题。一家人温馨有爱，积极参与亲子互动的爸爸，乐观平和向上的妈妈，这些精神层面的良好支持是培育亲子关系的基石。

7.5 夫妻关系是家庭中最重要的关系

还需要强调的是，在各种家庭关系中，夫妻关系是最重要的关系。如果夫妻关系崩塌，试图通过其他关系来加固这个家庭都是无效的，也是不明智的。比如夫妻两人感情不和睦，想着生个孩子可能就会好转等都是比较危险的信号。

只有夫妻感情好了，其他的辅助关系才能起到锦上添花的作用。这一点也是心理学界的共识，所以我们不要本末倒置，做无用功。当然夫妻感情好也不必在儿女面前隐藏，要大大方方地展示和秀恩爱，这样才会带给孩子和长辈更好的安全感和幸福感。

在育儿的过程中，总是会遇到各种问题和困境，我们要时不时提醒自己给予伴侣肯定和鼓励，给予他们成长的时间和空间。万不可时时打击，否定他们想要为孩子付出的心意和行动，这样只会让自己更挫败，同时孩子还会失去另一位家长的关爱和陪伴。

7.6 拒绝自我设限，积极心理感知幸福

科学减肥的过程是一个逐渐积累健康小习惯的过程。这个过程需要自我激励，形成正面的积极反馈，这样才能进一步触发更多的健康行为和习惯。

美国著名心理学家罗森塔尔和助手在一所小学声称要进行一项未来发展趋势测验。随机抽取了18个学生，把这份名单给了校长和老师，并告知他们一定

要保密，宣称这是一份未来最具发展潜力学生名单。8个月后奇迹逐渐显现，这18位学生都取得了巨大的进步，且各方面都很优秀。

期望效应（也称为皮格马利翁效应或者罗森塔尔效应）告诉我们，对一个人传递积极的期望，就会使他进步得更快，发展得更好。反之，向一个人传递消极的评价则会使人自暴自弃，放弃努力。减肥的过程也是如此，我们尽可能创造条件让别人给予我们积极的心理暗示，如果没有这个条件，我们就自己给自己积极的心理暗示。

积极心理学是前任美国心理学会主席、美国心理学家马丁·E. P. 塞利格曼开创的一个心理学流派。积极的心理是从事情中感受到好的一面，肯定自己的进步和事情的进展，发现努力和进步的方向。积极的心理是可以培养的，比如每天从一天发生的事情中寻找三条好的事情，说出来或者记录下来，哪怕只是想出来。

例如，一个人入职第一天，他对新工作的内容其实并不太熟悉，多少有点心虚，但是好在直属领导对这一点是了解的，并且愿意带他边做边学，这就是他今天的一个积极点。

再比如，因为和同事们不太熟悉，我也不太主动、比较慢热，中午只能一个人吃饭，积极点是这个新公司附近有很多好吃的，对于热爱美食的我来说，是个好事情，我可能会吃遍每个餐厅。

积极心理还表现为对事件能够有正确的归因，也就是正确看待一件事情发生的原因。比如有的人会把自己不得志、工资低、不能成事的原因归结为自己出身平凡、没有资源和背景，或者读书时成绩一般、长得不好看、年纪大，甚至归结为自己是个女人（或者是男人）。其实这些都不是主要原因，可以说是借口，或者说没有抓住重点。一味地抱怨或者纠结于过去的选择和决定，都是浪费现有的宝贵时光。我们应该多读有助于目标实现的好书，梳理好需要做的事情，一步一步去执行，想要的东西自然会离自己越来越近。至于家庭背景、长相、性别、年龄、智商等这些因素，可以算是外因，会一定程度上影响做事和成事，但不是内因，不是主要因素。我们可以通过自己的理性思考和行动，将这些因素的不利影响下降到最低程度。

当我们把这些自我设限、消极的思维定式去除，摆脱习得性无助的旋涡，找到一条能够走向成功的路，我们可能不再会继续做那个"电视土豆"，会放下手里的炸鸡薯条，好好规划未来，一切都有机会，一切都充满希望。如果是这样积极的心态，又怎么会成为零食的奴隶、肥胖的伴侣呢？

比如著名的畅销书作家、人力资源管理的内容大咖任康磊老师，从小是爷爷奶奶带大，大学时期别的同学衣食无忧，而他却要为了生活和学费做各种零工和兼职。这样的家庭情况都不能阻碍任老师的前进和努力，他不仅很早就成了人力资源总监，还出版了多本图书，成为喜马拉雅等平台百万人气的线上课讲师。

什么年龄就该干什么事情，这种思维枷锁也牢牢捆住了年轻人的心，比如30岁之前应该找到结婚对象之类的思维设限。徐徐在《我减掉了五十斤！——心理咨询师亲身实践的心理减肥法》中写道，自己25岁时还没有结婚谈恋爱，一度被母亲嫌弃，认为这件事让母亲在朋友面前颜面尽失。

她找到父亲聊天，开明的父亲告诉她，"为什么一定要在30岁前结婚呢？这是谁定的时间表？不要在乎这些由人设定的时间表，你结婚的那天就是最好的日子，你生孩子的那天就是最合适的时间，不要着急，一切自有安排。"对啊，30岁以后就不会有爱情了吗？当然不是，爱情和婚姻讲究缘分，相信一定会有一个你的专属爱人在美好的未来等着你。

早几年结婚和晚几年结婚有什么关系呢？关键是要因为爱情和幸福而结婚，而不是不得已和凑合。同时不要在乎他人的眼光和评价，不要被他人的期待或要求绑架，要按照自己的想法和节奏去生活。

7.7 反思掌控欲，把握界限感

有相当一部分人很有能力，是父母的骄傲，但是也在被父母支配，比如支配着他们的钱。

　　玲姐自己开店很多年，财运一直不错，父母觉得她赚钱容易，来钱快，还不累。她经常接到父母电话，让她垫钱。说是"垫"，其实就是出钱、付钱，并没有打算要还的意思。前几天，她又接到妈妈电话，这次是"你舅舅查出来胆囊有问题，需要手术，你给我打过来些钱。"玲姐说，"我不是不想帮这些亲戚朋友的忙，我一个人养活这么多人，我也吃力啊。"

　　玲姐对我倾诉道："我也想挣点钱买个好点的房子、拿得出手的车，穿得像样，出去谈生意看着风光。最让我感觉不好受的是，我妈好像从来不需要和我商量，我只需要给她打钱就行。好像我们家有个聚宝盆一样，花了又有了，他们根本不知道我的辛苦。我的钱好像不是我的钱，而是一大家子的钱。"

　　其实现实生活中，玲姐这样的情况屡见不鲜。这都是没有界限感的表现。玲姐母亲的掌控权超过了她应该掌控的范围。她想动用玲姐钱的时候，应该事先和玲姐本人商量，玲姐同意后才能和别人承诺："我的女儿可以在财务上帮助你。"必要时根据情况签署具有法律效力的协议。

　　玲姐母亲没有界限感，给了玲姐太多的责任。而玲姐对待工作，也出现了掌控欲很强的局面，她的诸多员工管理、商务合作洽谈、上下游供应链的事情、老公的作息时间、孩子的学习成绩，她都想掌控。

　　而这种掌控欲非常容易导致当事人饮食习惯紊乱，仿佛她只有吃下去更多的东西，才能赚到更多的钱来养活更多的人，才能满足一个没有界限感的母亲在未经允许的情况下答应别人的承诺。

　　玲姐说她很长时间不能分清自己的责任边界，她似乎害怕别人说自己"为富不仁"；也害怕母亲说"我没有退休金，手头没有钱，只能找你拿，你怎么就不能帮我？"之类的言辞，坦白地讲，她曾经也希望通过这种方式证明自己的成就和价值。而这种界限，只能通过一定的拒绝来分清，否则永远都会有更大的"坑"来等着填，而这种"坑"是超过自己能力范围的。

7.8 客观评价自己的身体，树立健康的身体意象

那些曾经通过言语讽刺，而让我们对自己的身体产生厌恶的初中男孩（女孩），我们还有没有必要对他们的话那么看重？

你对自己身体的评价会用"恶心""令人作呕""难看""尴尬"这样的词吗？能不能换成中性的描述语，比如"圆肚子""大肚子""偏大""较厚""下垂""凸出"等。

在你似乎对自己的身体哪里都不满意的时候，能不能挑出来令你满意和自豪的部位？比如你有一双灵动的双眼，它们不仅是你喜欢的双眼皮（或者单眼皮），而且似乎还会说话。这些方法虽然不能让你马上爱上自己的身体，但是会让你对身体的厌恶感减少，变得中立、客观、理性，发现原来还有不少值得骄傲的身体部位，可以树立更为积极的身体意象。

7.9 高效情感沟通，从感受开始

越是深爱的人，就越容易互相伤害。有一次一位优秀的老师来和我探讨，长辈的育儿方式让他有点难以接受。在我们互相沟通了基本认知，并在观点一致的情况下，我建议他和长辈之间的沟通要从感受开始。

用一句俗话说就是："动之以情，晓之以理。"这里的动之以情就是要让对方知道，自己在看到对方的育儿方式的时候，有怎样的感受。"当我看到您的育儿方式的时候，我很心痛，我感觉到我之前的努力都付之东流了。"这样的沟通方式远远比大声嚷嚷说，你不要这样做，你要那样做，效果要好一万倍。

当把自己的感受主动告诉对方的时候，对方反而可能不会那么激动，也不会那么容易反击，他会静下心来去体会你的感受，反思他自己的行为，理解你的心情和情绪。你们不仅能在理性的层面互相沟通，还能在心灵和感受的层面互相体会对方。这样的沟通方式，对方可能不会立马答应你怎样做，但是给他一点时间，长期来看你们可能会更加容易达成共识。

7.10 重拾热爱，捡起梦想

我们的人生和职业规划常常是被别人安排的，要学什么专业，要做什么工作，往往受到他人的左右。或者碍于经济等条件限制，与自己内心真正的热爱擦肩而过甚至背道而驰。有些认知和观念是错误的，比如某专业某工作不好赚钱，某行业拿不到铁饭碗、没有社会地位等，实际上未必如此。

另外，即便有些事情我们现在还不能用来赚钱，但是不妨碍我们继续与它们为伴，作为爱好，调节心情，继续学习，说不定有一天条件允许的时候，真的可以把这些作为职业，实现自己的梦想。

徐徐的著作《我减掉了五十斤！——心理咨询师亲身实践的心理减肥法》中讲到了一个案例，一位川菜店的老板大刚，40岁出头就已经肥胖、高血压、糖尿病、脂肪肝了。他从小喜欢画画，一画画就能安静下来，但是却被父亲无情阻挠，画一张画就被父亲撕一张。因为他不喜欢文科也不喜欢理科，只喜欢画画，而父亲希望他好好学习，将来有个公务员类的稳定工作。

徐徐和减肥者大刚及其妻子沟通协调后，建议他重新拾起画画的兴趣爱好。他报了成人美术学习班，渐渐地，大刚的业余时间都被画画填满了。他感觉画画的时候比挣钱还甜蜜开心，抽烟、喝酒、吃水果罐头、喝可乐都少了很多。大刚还把他自己画的画挂在饭店里，客人经常会夸赞，他的心情和性格都好了很多，与父亲和弟弟的关系自然也好起来。

所以对于自己的兴趣爱好和梦想，有条件就去追求，没有条件也要创造条件，而不需要反复纠结，把时间和精力放到犹豫踌躇上，进一步自有进一步的风景，进一步自有进一步的欢喜。忙着做感兴趣和爱好的事，也就忘记对甜品的热爱了，这也是转移注意力的一种方式。

《中国超重/肥胖医学营养治疗（2021）》指出，心理治疗通过改善患者不健康饮食习惯的心理因素，能够更好地贯彻减重饮食方案和行为训练，从而对控制体重和降低BMI发挥增效作用。很多国家的减重指南均已将心理治疗纳入常规的减重措施。

认知疗法能够协助治疗暴食症所致的肥胖，还可以整合其他心理治疗方法，如人际关系治疗、正念治疗等。

减肥过程中不可忽视心理辅导的力量，瘦身与瘦心相伴，减肥可以更轻松快乐。

8

把运动与减肥分开，
运动是为了身体更舒服

8.1 运动锻炼是为了让自己感觉更好

运动常常不可避免与减肥联系在一起。很多减肥者把运动当成遭罪和苦难的事情，其实运动会让人感觉更好，调整好心态你会非常享受运动的过程。运动时大脑会释放内啡肽和多巴胺，人会感觉到快乐、轻松。选择多样的运动种类、合理的运动量和运动强度，并长期坚持，会让人心情舒畅、精神焕发。

运动对抑郁、忧郁有改善作用，还可以提升自尊和自信。运动可促进胃肠蠕动，改善便秘；运动可以改善睡眠质量，调节人体的作息节律；运动可以增强心肺功能，改善新陈代谢；运动可以缓解压力，减少焦虑，使人精力充沛；运动可以改善皮肤状态，提高免疫力；运动可以延缓衰老，提高生活质量。

有的减肥者认为，自己只有减掉10kg之后去游泳或者去跳舞才不会被人笑话。其实这时候需要做的事是忘掉体重，也忘掉目标体重，尽情享受运动带来的快乐。

有的人不运动是因为没有时间。其实，所谓没有时间运动，只是因为运动在日程清单里的优先级不够高而已。所有重要的事情都需要有健康的身体才能完成，所以每天花半小时时间运动是有必要的。

一项研究对伦敦双层公共汽车司机和售票员的健康状况进行了比较。售票员的心脏病发病率远远低于司机，因为售票员工作时不断上下台阶卖票，而司机基本上一直都坐着。

《吕氏春秋·尽数》中讲道："流水不腐，户枢不蠹。形气亦然，形不动则精不流。精不流则气郁。"这句话就形象地说明了运动对提升精气神的好处。

《中国居民膳食指南（2022）》认为，身体活动指增加能量消耗的骨骼肌活动，包括家务活动、职业活动、交通活动和休闲时的主动性运动等。有益于健康的身体活动主要是大肌群参与的能量消耗明显增加的活动。

1995年，美国发布了一份体育锻炼指导手册，建议成年人最好每天保证进行30min以上中等强度运动。2007年更新后，呼吁成年人每周保证5天每天进行至少30min中等强度有氧运动，或是每周有3天每天进行至少20min的高强度有氧运动。指导手册还明确指出，如果运动时间能超过推荐的最少时间，会给身体带来更多的好处。

日本厚生劳动省发表了《为了增进健康的运动指针（2006）》，在其中明确了身体活动的基准值是每周23个活动量，而运动的基准值是每周4个活动量，4个活动量相当于快步行走60min。《中国居民膳食指南（2022）》建议各个年龄段人群都应该天天进行身体活动，保持能量平衡和健康体重。推荐成年人积极进行日常活动和运动，每周至少进行5天中等强度身体活动，累计150min以上。鼓励适当进行高强度有氧运动，加强抗阻运动，每周2～3天。减少久坐时间，每个小时起来动一动。

8.2 运动能不能减肥？

运动与良好的身材之间还是有不可分割的关系。梅奥医学中心（美国长期排名前三的著名医学中心）研究发现，瘦人比胖人平均每天少坐2h，因而瘦人每天多消耗350kcal的热量。一个175lb重的女性每天多走10min，一年内她会减少5lb以上体重，虽然当时看不到什么明显的变化。

《中国超重/肥胖医学营养治疗指南（2021）》认为，缺乏身体活动是超重和肥胖的重要危险因素之一。运动的作用是通过增加能量消耗达到能量平衡。运动减重存在显著的剂量-效应关系，超重和肥胖个体每周应至少进行150min中等强度运动以达到适度减重的效果，每周运动总时间应达到300min。如果要达到减重≥5%的效果，每周运动时间应达到300min，运动强度应为中高强度运动量，或运动能量消耗达2000kcal/周及以上。

《2018韩国肥胖研究学会肥胖管理指南》推荐超重和肥胖者的减重运动量为中等强度，每天30～60min，每周5天。

2019年《欧洲实践指南：初级医疗中成年人肥胖的管理》建议，肥胖者每周应至少进行150min的中等强度有氧运动，相当于速度5～6km/h的健步走。

《美国身体活动指南》建议每周需要进行至少300min的中等强度运动以达到减重的目的。

8.3 哪种运动能减肥？

运动类型大致可分为有氧运动、无氧运动、抗阻运动和柔韧性运动。

有氧运动时人体吸入的氧气是平时状态下的8倍，因此有助于增加体内血红蛋白的数量，增强抵抗力，减少缺铁性贫血的发生。有的人红肉吃得不少，却容易发生贫血，很可能是因为缺乏有氧运动。有氧运动可以改善心肺功能，提高工作效率，降低心脑血管疾病发生率。有氧运动是以有氧代谢为主要代谢途径的运动方式，也称为耐力运动。特点是四肢、躯干等大肌肉群参与为主，吸入的氧气与需求相等，维持一个较长时间的持续稳定状态，强度较低。代表性运动项目有走路、慢跑、游泳、爬山、打球、做操、跳舞等。脂肪组织从分解到消耗一般需要至少20min，所以我们减脂减重的有氧运动时间建议在30min以上。

抗阻运动主要针对身体的大肌肉群，包括上肢、下肢和腰、腹、背等核心肌肉群，以增强肌肉力量。阻力负荷可以采用哑铃、水瓶、沙袋、弹力带和健身器械，也可以是肢体和躯干自身的力量（如俯卧撑、引体向上等）。

有氧运动结合力量训练（抗阻运动）比单一运动能产生更好的减肥效果。肌肉量少或肌肉弱者应增加力量训练（抗阻运动）。代表性运动项目有哑铃练习、杠铃练习、器械等负重训练，俯卧撑、深蹲、引体向上等自重训练。抗阻运动一般不建议天天练习，训练后肌肉需要休息一两天。

柔韧性运动其实就是各个关节的屈伸运动。柔韧性运动对治疗肥胖和心血管疾病没有直接的效益，但是如果没有进行柔韧性运动，那么有氧运动和抗阻运动的效果就会大打折扣。

大部分的运动都可以减肥。因为运动会消耗能量，从而减少能量储存。

建议有氧运动和抗阻运动（力量训练）相结合，不仅能促进健康，还能减脂塑形，提升自信。《中国超重/肥胖医学营养治疗指南（2021）》也建议以有氧运动结合抗阻训练作为减重的运动方式。研究也表明，坚持多做几种运动要比只做一种运动更有利于减肥。

目前公认度比较高的减肥运动形式是高强度间歇训练（high intensity interval training，HIIT），是指在运动中，高强度和中低强度交替进行的运动方法，被誉为"运动中的脂肪杀手"。高强度间歇训练中，高强度与中低强度的时间比一般为2∶1，1min会有一次交替。运动种类可以包括有氧运动和无氧运动。整个过程一般持续4～30min，多为20min左右。比如1min不间断尽全力的高强度运动之后原地踏步30s，如此循环6次，大约18min，就可以视为一套HIIT。当然可以在这个基础上进行各种微调。

HIIT的常见动作有开合跳、波比跳、冲刺跑、蛙跳、卷腹、俯卧撑、深蹲、引体向上等，或使用一些运动器械，如单车、椭圆机、划船机等。正式动作开始之前，先进行一些简单的热身和拉伸，正式动作结束后也要进行一些拉伸运动。

如何评估运动强度呢？根据Borg RPE量表，高强度运动时的心率为最大心率的80%～89%，主观感觉比较吃力；中等强度运动时的心率为最大心率的60%～79%，主观感觉有点吃力；低强度运动时的心率为最大心率的35%～59%，主观感受轻松。对于身体素质没有那么好的人来说，可以将高强度间歇运动的强度适当降低。

间歇运动有助于减脂，即一会儿快速运动，一会儿慢速运动。单项运动强度间歇调整也是一种不错的减脂运动形式，如单车强度间歇运动、高抬腿强度间歇运动等。有观点认为，女性采用持续性有氧运动比HIIT效果更好，男性则相反。我觉得可以都采用，在运动种类的占比方面可以根据这个观点适当调整，比如女性有氧占比可以适当多一点，男性HIIT占比可以多一些。

中等强度运动时脂肪供能比例较高，高强度运动时肌糖原供能的比例较大。220减去年龄就是预测的最大心率，这个心率的60%～70%就是适合的燃脂心率，运动时如果能观察到心率，保持在这个范围内即可。运动后如果明显感觉饥饿，吃饭狼吞虎咽，那这个运动量和运动强度可能就偏大了一点。

举例：如果一个人36岁，那么预测心率220−36=184，184的60%~70%即为燃脂心率，计算得出燃脂心率在110~128范围内。

出汗正常的人微微发汗、稍感疲惫，运动后还能正常说话，没有呼吸困难，不影响第二天正常工作和学习，这样的强度比较合理。40岁以上的人一次连续运动超过30min就可能对关节造成损伤，可以分两到三个时间段来完成。

长跑的时候以消耗脂肪为主，而短跑时是消耗血糖和糖原储备的，所以不少人选择长距离跑步或快走来减肥。但是这种运动方案需要充分评估运动风险，很多人采用这种方式减肥一段时间之后，膝盖半月板受到了严重损伤，甚至到了需要做手术的地步。

脑力劳动并不能减肥。因为大脑使用的是葡萄糖，无法动用身体储存的脂肪。如果没有体力活动，只有脑力劳动，身体多余的脂肪并不能得到有效消耗，所以单纯依靠脑力劳动并不能减肥。

现在健身房和健身工作室的运动种类日益增多，如果是已经办了健身卡，我建议各种运动操课都可以尝试一下，一段时间之后，可以重点上自己喜欢的课。比如我尝试了尊巴之后，觉得这种运动很欢乐，它不仅有美式运动的豪放和快乐，还融合了各种民族风动作以及各式风情元素，非常吸引我，我就会经常上尊巴课。

8.4 运动是否可以局部减肥减脂？

一般来说，减脂会按照内脏脂肪、四肢的皮下脂肪、身体的皮下脂肪这样的顺序。

美国加利福尼亚大学尔湾分校医学院的医生曾经做过试验，他们测量了职业网球选手握拍的胳膊和非握拍胳膊的围度和脂肪厚度，发现两只胳膊的脂肪含量是一样的，握拍的胳膊比不握拍的胳膊却粗了一圈。可见局部减肥减脂比较困难，但是局部增肌塑形是可以做到的。

也就是说，如果想要增加腹部肌肉，通过某些动作和运动是可以做到的，但是如果想要减少腹部脂肪，只能整体减少全身的脂肪含量。如果腹肌锻炼好了，腹部的外形也会好看很多，似乎是减少了很多脂肪，实际上是因为腹部由于肌肉的支撑而变得更加立体紧致了。

如果想要肚子完全变平，就必须减去很多体重，所以，我们不必追求腹部完全变平，微微有点凸出，是比较正常的健康状态。

8.5 没有大块时间运动怎么办？

如果没有大块时间运动，就要充分利用碎片时间。千万不要看不起碎片时间。碎片时间虽然短，但是积少成多，一天下来，一个星期下来，也可以积累不少运动量。如办公室工作1h，中途休息5~10min作为碎片运动时间。饭后聊天时间、晚上陪孩子或者看电视看书中途调整10min，都可以作为碎片时间来运动。

碎片时间的运动不必纠结是有氧或是无氧的运动方式，只要动起来，就会消耗能量，有助于减肥，还可以起到改善大脑供氧、提高工作和学习效率的作用。以下碎片化的运动策略可供参考，可以在以下基础上有所启发和进行自主创新。

（1）握力器、握力圈、弹力带、瑜伽带，这些健身运动器材有些款式适合放在办公室，运动起来很简单，不张扬。比如握力器、握力圈用起来很方便，可轻松锻炼手臂力量。弹力带和瑜伽带种类和款式较多，变换动作和用法就可以调整运动锻炼的肌肉部位，比较灵活。有些款式适合放在办公室，有一些适合放在家里。

（2）简单动作和体式：如深蹲，可以5~10个作为一组；单脚站立，可以根据自身情况站立10~60s，然后换脚；抬腿，双腿轮换抬高，可将双腿抬高至平行于地面或者更高；原地高抬腿，像原地跑步一样，但是膝盖要抬得更高一些。

（3）用椅子作为辅助工具，配合呼吸练习抬腿动作。具体动作如下：挺直腰背坐在椅子上，吸气抬高双腿，直到双腿与地面平行。呼气时双腿下降，如此重复5~10次。可以起到锻炼腿部肌肉力量和促进腿部血液循环的作用。

（4）挺直腰背坐在办公位椅子上，双手在胸前交叉端平。动作一：左右转动上半身，头部跟随一起转动。下半身不要转动；动作二：俯下上半身，双手抓住脚跟，下半身不动；动作三：双手放在肩膀上，手肘在左右两侧画圆。

（5）购置一些瑜伽球或健身球，开会时椅子不够用、工作间隙同事交流沟通时，员工可以坐在上面，增加腿部肌肉力量、锻炼平衡能力，作为一种调剂和放松。

（6）利用路上的时间：比如上下班不赶时间的话，可以多走路，比如晚上一站公交车、早下一站地铁，都可以增加运动消耗量。还可以在公交车或地铁上站一站，少坐一会儿，也可以在车上做收腹、提臀、踮脚尖等动作。

如果距离不远，甚至可以直接走路出行，原本自驾换成乘坐公共交通，原本骑电瓶车换成骑自行车，原本骑自行车换成走路，原本坐电梯改成爬楼梯。当然还是要配合运动评估和专业的指导，否则也很容易磨损关节导致一些运动损伤。

在对美国亚特兰大州居民的调查中发现，多乘坐30min公交车的人，变肥胖的可能性增加3%。居住地离购物中心不到半英里的人，步行去购物中心的可能性更大，肥胖的概率则会相应减少7%。目前我国的城市规划工作者也在将工作地点、住宅区、商业中心这几个功能区域的距离尽可能规划得近一些，对居民的生活便利、身体健康、节约通勤时间，都有很大的好处。

（7）充分利用洗漱时间。洗澡、刷牙、洗脸的时间，可以进行踮脚尖、扭动腰身、动动脖子、耸耸肩、前后旋转肩部、提臀、挺胸、收腹等局部活动。

（8）深蹲。深蹲这项运动可以增加肌肉量，提升基础代谢率，让腿部更结实，有助于雕塑腿部线条。

如果工作和家务排得实在太满，也可以适当寻求专业的帮助，比如偶尔请家政来两个小时打扫卫生，而自己去进行一定的运动锻炼，从繁忙的事务中解脱出来，也是一种自我调节和改善心情的方法。

当然，适当地做家务也是增加体力活动的方法。对中国人群的研究发现，勤做家务的老年男性全因死亡风险降低28%，癌症死亡风险降低48%。擦桌子、收拾房间、勤扔垃圾等活动，其实对我们身体的某些器官是一种休息，尤其是工作时负担较重的器官，如眼睛、大脑等，比一吃完饭就坐着或躺着看手机、看电视要好很多。

做饭的时候，等水烧开或者其他等候时间里，也可以进行一定的伸展活动，如旋转手臂、膝盖带动抬腿、扩胸运动、胳膊向上抬起去够门框上部、扭动腰身等。

没有时间运动的人可能本身有大块的时间看电视，这部分时间其实有较大的潜力转化为运动时间，如广告时间、前奏时间、片尾曲时间，甚至全部时间。《美国医学会杂志》报道的一项研究发现，每天多看2h电视的人，肥胖概率增加23%，患2型糖尿病的风险增加14%。所以计算一下看电视的时间，是不是可以好好利用起来？

✦ 知识小插曲：非运动活动产热NEAT减肥法

NEAT（non-exercise activity thermogenesis）即非运动活动产热，也称为日常体力活动所需的能量。NEAT减肥法源于美国明尼苏达州梅奥医学中心的内分泌专家莱文医生发表在《科学》期刊上的研究成果。该减肥法意思是增加除意识运动之外的所有活动来减肥，如果用得好，每周可以帮你减去0.5～0.8kg脂肪，这个减肥量和科学减肥的合理速度相比，也是非常可观的，而且几乎很少有身体和运动损伤，反弹也较少。

莱文医生比较了10个轻度肥胖的志愿者和10个较瘦的志愿者，发现胖的人比瘦的人每天多坐2h，瘦的人比胖的人每天多站或多走2.5h，相当于瘦的人比胖的人每天多消耗了350～415kcal热量。NEAT减肥法的核心理念是少坐多站、少站多走、少乘电梯多爬楼梯、少开车多步行、站着看电视、站着工作等类似的行为模式。

网上甚至有NEAT减肥法的兴趣讨论小组，我们也可以发散性地开发出一些NEAT减肥小妙招，以下作为抛砖引玉：比如将打印机移动到离座位比较远的地方、背包里装两瓶水来增加负重、脚踝上绑沙袋步行上班等，尽量选择当面会谈而不是邮件、打电话的时候走动起来、多做家务、饭后散步、自主规定不开车日、养花或养宠物、尽可能地挺胸收腹、少使用家居智能设备而亲自关灯或开空调等。

8.6　常见运动项目的能量消耗

人的体重、体形、体脂虽然与饮食结构有很大的关系，但是也符合能量平衡原理，即当摄入的能量多于消耗的能量时，能量过剩，以脂肪的形式储存下来；当摄入的能量少于消耗的能量时，能量不足，动员体内储存的能量，脂肪减少。

所以适宜的运动种类和运动量一定是有助于能量消耗的。因为当今时代物质较为丰富，食物种类和数量大大增加，人们很容易在不知不觉中摄入了超过自己每日消耗的能量。从这个角度来说，我们也提倡通过运动来消耗一部分能量。那么我们是否可以了解一些常见运动项目的能量消耗，方便简单估算自己的能量收支是否平衡呢？

成年人每天身体活动量相当于快走6000步的活动时间

活动名称	时间（分钟）
太极拳	50
快走、骑自行车、乒乓球、跳舞	40
健身操、高尔夫球	30～35
网球、篮球、羽毛球	30
慢跑、游泳	25

常见身体活动强度和能量消耗表

活动项目		身体活动强度	能量消耗量 [kcal/（标准体重·10min）]	
			男（66kg）	女（56kg）
家务活动	收拾餐桌、做饭或准备食物	低强度	27.5	23.3
	扫地、扫院子、拖地板、吸尘	中强度	38.5	32.7
步行	慢速	低强度	27.5	23.3
	中速	中强度	38.5	32.7
	快速	中强度	44.0	37.3
跑步	走跑结合	中强度	66.0	56.0
	慢跑	高强度	77.0	65.3
骑自行车	12～16km/h	中强度	44.0	37.3
	16～19km/h		66.0	56.0
球类运动	篮球	中强度	66.0	56.0
	乒乓球	中强度	44.0	37.3
	羽毛球	中强度	49.5	42.0
	足球	高强度	77.0	65.3
跳绳	中速	极高强度	110	93.3
跳舞	中速	中强度	49.5	42.0
游泳	蛙泳	极高强度	110.0	93.3
其他	瑜伽	中强度	44.0	37.3
	俯卧撑	中强度	49.5	42.0
	健身操（轻或中等）	中强度	55.0	46.7
	太极拳	中强度	38.5	32.7

　　上表为常见的身体活动强度和能量消耗对应的表格，可以经过简单计算，得出某项运动消耗的大概能量。

　　体力活动的强度可根据职业初步估算。轻度体力活动者包括办公室职员、教师、司机等，大约25%的时间在运动，75%的时间在坐或者站。中度体力活动为50%的时间运动，50%的时间坐或者站。重度体力活动为75%的时间运动，25%的时间坐或者站。

营养学上有较为简单的计算方法：

体力活动等级	轻度体力活动	中度体力活动	重度体力活动
每天每千克体重所需能量/kcal	25～30	30～35	35～40

一个中度体力活动的65kg的成年人，每日每千克所需热量为30～35kcal，那么他每天所需热量为（30～35）×65＝1950～2275kcal。想要更加精确可进一步评估每日活动量，假设判断中等体力活动估算能量系数为33，那么他每天所需能量为33×65＝2145kcal。如果摄入量减去消耗量超过2145kcal，那么他就会增重，多余的能量以脂肪的形式储存在体内。如果摄入量减去消耗量低于2145kcal，那么他就会减重，不够的能量则从体内分解脂肪和蛋白质。如果摄入量减去消耗量等于2145kcal，那么他的体重会维持不变。

能量消耗与基础代谢率有关，如果基础代谢率低，那么能量消耗也会少。基础代谢率是指静息状态下人维持基本的生命体征，包括心率、血压等基础的生命活动，所需要的代谢能量。我们可以想象成不吃喝、不运动、不工作、不学习、不劳动，就躺着的状态下的一天能量消耗量。很多人会在健身房或者营养门诊、健康管理机构测得基础代谢率，这个数值就是这样的意义。

基础代谢率与多种因素有关，包括性别、年龄、肌肉含量、饮食、激素等。机体为了生存，节食期间基础代谢率也会下降，消耗减少，剩余能量相对增多，所以一味节食并不能起到很好的减肥作用。

8.7 科学运动，预防运动损伤

运动有诸多好处，但是如果不注意，发生运动损伤，则得不偿失，还会耽误正常的运动、学习、工作和生活。以下方法有助于预防运动损伤：

（1）年龄较大者应把安全放在首位，外出运动时要把急救药品和身份信息卡片放在身上。如果是糖尿病患者，还需要携带糖果，以防低血糖发生。老年人最好不要单独活动，最好有伙伴或家人陪同。

如有不适马上就医或回家休息。年龄较大者要选择较为舒缓的运动，如散步、慢跑、打太极拳、游泳等，参考平时的运动量和运动情况，不可贸然进行高强度、高难度的运动。有条件者最好进行运动检查和评估，在运动医学专家的指导下进行。

（2）一般不建议患病或身体不适时运动，尤其下列情况者更需注意：血糖异常者或其他代谢疾病者；有心血管疾病（如冠心病、心律不齐等）的人群；有呼吸系统疾病（如哮喘、支气管炎、慢性阻塞性肺病、阵发性呼吸困难等）的人群；经常眩晕、气短的人；孕妇和中老年人等特殊情况者。

（3）一次持续运动时间不建议超过1h。持续运动时间超过10min，一天累计运动30min以上、60min以内就可以很好地分解脂肪，起到减脂的效果了。运动时间太长可能会对关节造成损伤。

（4）找专业的减脂运动教练或者健康管理机构的运动教练。自己练有时容易不小心下猛劲，动作不够标准，这些都容易导致运动损伤。而教练的旁观者视野，加上经验和专业指导，可以为减肥减脂更好地安全助力。

（5）智能监测设备可以监测到运动时的心率、血压等基础的生命体征数据，可以通过查看数据或危险提示来减少一部分运动风险。这些可穿戴设备附着部位包括手腕、脚、头部等。

（6）避免空腹运动。尽量吃完饭之后半小时以上再运动（或者运动前4~6h内有进食行为，并且包含了一定量的碳水化合物），如果时间紧迫，也要尽量抽时间摄入一些水果、坚果、酸奶、牛奶等。空腹运动时容易发生低血糖等危险情况，不利于身体健康。运动之后还容易特别疲劳和饥饿，发生爆发性进食，不利于减肥。

（7）运动过程中随身携带水杯。如果是在健身房或者是户外运动，要把运动水杯带好。根据情况，需要运动前、运动中、运动后及时补充水分。如果是专业的运动训练，如马拉松、户外自行车、登山等项目，需要用特别的运动饮料，并且有专业的运动营养师指导。普通人一般情况用普通的白开水、纯净水、矿泉水即可。不建议大口咕咚咕咚地喝水，小口喝水即可。

普通常规的运动前中后补充水分的量是这样的：运动前2h补充500mL水，运动期间每15~20min补充一次水分，每次200mL左右。运动后根据体重下降的程度来补充水分（运动前需要称体重），每下降一千克大约补充1000mL水。如果一次运动时间超过1h，就需要补充运动饮料，主要是为了保持钠、钾、镁等电解质平衡。

（8）记得运动前做好热身。热身活动包括活动手腕和脚腕，一些初步的伸展和牵拉活动，以"唤醒"各个关节、韧带、毛细血管、小肌肉群和大肌肉群，"提示"它们做好准备。热身一般需要几分钟到十几分钟即可，气温较低时，时间可适当拉长。

（9）运动结束时不要急速停止。运动即将结束时，可以将运动强度逐渐下降，预留几分钟的时间用来缓慢过渡到运动停止。这样血压有一个缓慢下降的过程，可以有效避免急速低血压对心脏造成的损伤，避免心源性猝死。这10min以内的整理过渡一般可以包括跑步速度下降后的慢跑、快走以及中慢速步行，压腿、扩胸、按摩腿部等伸展拉伸活动，呼吸调整活动等。

（10）运动后的休息、恢复和营养很重要。运动很疲劳时，或许停下来休息比继续运动更好，一味地疲劳运动很可能造成运动损伤。运动之后的睡眠和进食是恢复体能最重要的两种方式。

如果是上午运动，中午的休息最好不要省去。如果是下午或者晚上运动，最好将时间安排在晚上睡觉前1h结束运动。平时正常睡眠时间为7~8h/d，有运动的话睡眠时间可以适当延长，也是正常和有必要的。

运动后和运动休息日的饮食一定要科学，才能高效减脂塑形，并且不会造成营养不良。在注意优质蛋白、"好脂肪"摄入的同时，也要注意碳水化合物、维生素、矿物质等营养的摄入。

（11）运动一定要循序渐进。如果没有经常运动的习惯，一开始运动，运动量要小，运动时间要短，并做好充分热身。第二天可以比前一天增加运动量和运动时间，或者隔天增加。不能一上来第一天就斗志昂扬跑5km，这样身体肯定吃不消。身体的关节和肌肉都需要一个适应过程，慢慢来才会更好。

（12）运动种类要多样，避免某个部位过度劳累。多种运动形式可以增加整个运动过程的愉悦和乐趣，也可以锻炼到多个部位的肌肉、关节、韧带，以及灵活性等。如果运动形式过于单调，不仅其他身体部位得不到锻炼，还容易造成该部位疲劳和损伤。

8.8 《中国人群身体活动指南（2021）》给出的建议

《中国人群身体活动指南（2021）》由国家卫生健康委员会疾病预防控制局指导、中国疾病预防控制中心和国家体育总局体育科学研究所牵头组织编制。参与单位包括了北京大学公共卫生学院、北京大学运动医学研究所、北京体育大学运动人体科学学院、北京体育大学运动医学与康复学院、国家体育总局体育科学研究所、国家体育总局运动医学研究所、暨南大学基础医学与公共卫生学院、江苏省老年病医院、深圳市南山区慢性病防治院、首都医科大学附属北京天坛医院、上海君石生命科学研究院、中国疾病预防控制中心、中国疾病预防控制中心环境与健康相关产品安全所、中国疾病预防控制中心慢性非传染性疾病预防控制中心、中国疾病预防控制中心营养与健康所、中山大学附属第一医院。

指南由7部分组成，包括总则，2岁及以下儿童、3～5岁儿童、6～17岁儿童及青少年、18～64岁成年人、65岁及以上老年人5个年龄组人群，以及慢性病患者。正文如下：

（一）总则

1. 动则有益、多动更好、适度量力、贵在坚持。

2. 减少静态行为，每天保持身体活跃状态。

3. 身体活动达到推荐量。

4. 安全进行身体活动。

（二）2岁及以下儿童身体活动指南

1. 每天与看护人进行各种形式的互动式玩耍。

2. 能独立行走的幼儿每天进行至少180min身体活动。

3. 受限时间每次不超过1h。

4. 不建议看各种屏幕。

（三）3～5岁儿童身体活动指南

1. 每天进行至少180min身体活动，其中包括60min活力玩耍，鼓励多做户外活动。

2. 每次静态行为不超过1h。

3. 每天视屏时间累计少于1h。

（四）6～17岁儿童及青少年身体活动指南

1. 每天进行至少60min中等强度到高强度的身体活动，且鼓励以户外活动为主。

2. 每周至少3天肌肉力量练习和强健骨骼练习。

3. 减少静态行为，每次静态行为持续不超过1h，每天视屏时间累计少于2h。

（五）18～64岁成年人身体活动指南

1. 每周进行150～300min中等强度或75～150min高强度有氧活动，或等量的中等强度和高强度有氧活动组合。

2. 每周至少进行2天肌肉力量练习。

3. 保持日常身体活动，并增加活动量。

（六）65岁及以上老年人身体活动指南

1. 成年人身体活动推荐同样适用于老年人。

2. 坚持平衡能力、灵活性和柔韧性练习。

3. 如身体不允许每周进行150min中等强度身体活动，应尽可能地增加各种力所能及的身体活动。

（七）慢性病患者身体活动指南

1. 慢性病患者进行身体活动前应咨询医生，并在专业人员指导下进行。

2. 如身体允许，可参照同龄人群的身体活动推荐。

3. 如身体不允许，仍鼓励根据自身情况进行规律的身体活动。

8.9 适宜的身体活动是科学健康减肥中必不可少的一环

《中国居民膳食指南（2022）》指出运动不仅仅对保持健康体重有益，还可以增进心肺功能，改善耐力和体能；提高代谢率，增进胰岛素的敏感性，改善内分泌系统的调节；提高骨密度，预防骨质疏松症；保持或增加瘦体重，减少体内脂肪蓄积，防止肥胖；改善血脂、血压和血糖水平；调节心理平衡，减轻压力，缓解焦虑，改善睡眠。肌肉力量的训练有益于强壮骨骼、关节和肌肉，有助于延缓老年人身体活动功能的衰退；降低肥胖、心血管疾病、2型糖尿病、某些癌症等慢性病的发生风险。

早在1996年，美国《医学总监报告》确定身体活动不足是心血管疾病等慢性病的独立危险因素。大量的研究表明，有规律地进行适当身体活动可以预防多种慢性病、愉悦身心、促进健康、降低全因死亡率；久坐不动或身体活动不足是多种慢性非传染性疾病的重要危险因素；通过运动或身体活动可以遏制甚至逆转这些慢性病。

身体活动有益于健康，但并非多多益善。过量运动会增加运动伤病风险，如心脏疾病风险，骨关节、肌肉、韧带损伤风险。因此，只有适量的身体活动，特别是适合个体的有规律的身体活动才有益于健康。

目前有充足的证据表明，身体活动不足易导致体重过度增加，多进行身体活动不仅有利于维持健康体重，还能降低肥胖、2型糖尿病、心血管疾病和某些癌症等发生风险，改善脑健康。

肥胖与多种慢性病及其造成的社会和经济后果密切相关，预防肥胖对促进健康具有重要的积极作用。肥胖是由于能量摄入大于能量消耗，导致多余的能量以脂肪形式过量储存于体内的结果。身体活动作为能量消耗的主要因素之一，直接影响肥胖的发生和发展。

多进行身体活动可减少或延缓体重增加过多的风险。多运动（成人每周至少150min中等强度身体活动）可以减少体重过度增加的风险，防止BMI增加。当获得足够量的中高强度身体活动（>300min/周）可以减体重并防止体重反弹。与适度的饮食控制相结合，运动减肥有累加作用。

能量失衡导致人群超重率和肥胖率持续上升，肥胖率上升速度大于超重率的增长，特别是农村人群，超重率和肥胖率增幅超过城市。

职业劳动强度下降是造成身体活动总量下降的主要原因。成年人缺乏规律的自主运动，静坐时间增加，平均每天闲暇屏幕时间为3h左右。在能量摄入基本稳定的情况下，身体活动量下降是造成人群超重率和肥胖率持续增高的主要危险因素。

规律锻炼可以提高食欲调节系统的灵敏度，而且在运动员中的研究表明，规律锻炼可能使运动员在训练后对过度进食具有更高的内在自控能力。

对于普通人来说，动则有益。为了运动的按时执行，运动计划可以更详细一点，比如在计划表上写"周六下午3点半健身半小时"而不是"周末至少健身一次"，建议把运动项目、同行人员也写上去，越详细的计划越有助于计划的执行。

9

营养素、微生物、激素、其他保健成分与肥胖的关系

9.1 健康的肠道微生态与健康的体重关系密切

近年来的研究表明，肠道微生物在代谢调节和食物消化中发挥重要作用，并且肠道菌群与肥胖存在密切联系。肠道菌群的代谢活动能够影响营养物质吸收，可通过促进饮食成分的能量代谢并在能量储存和消耗中影响能量平衡。肥胖的发病机制中也包含肠道菌群对能量代谢调节和全身性炎症的影响。与肥胖相关的代谢性疾病，如2型糖尿病和心血管疾病也都与肠道菌群有关。

近年来，益生菌、益生元以及粪菌移植等针对肠道微生态用于减重的临床研究逐渐开展。但由于刚刚起步，在评判减重临床结局指标方面仍以体重、BMI、腰围、体脂等指标作为主要结局，将血脂、血糖、炎症因子等作为辅助指标，尚未将评判肠道菌群改变作为影响减重的结局指标。

益生菌是一类对宿主有益的活性微生物，定植于人体肠道、生殖系统内，可以改善宿主微生态平衡，发挥有益作用的活性有益微生物的统称。越来越多的研究和实践发现，益生菌在配合多种症状和疾病的治疗和预防中都能起到不可忽视的作用。常见的益生菌有乳酸菌、双歧杆菌、嗜酸乳杆菌等。

益生元是指不易被消化的食品成分通过选择性地刺激一种或几种细菌的生长与活性而对宿主产生有益的影响，从而改善宿主健康的物质。有些膳食纤维属于益生元，对益生菌的生长繁殖具有正面影响。常见的益生元有异麦芽低聚糖、低聚果糖、低聚木糖等，我们可以简单理解为益生元是益生菌的"食物和养料"。

9.2 躺着真舒服，多睡觉能不能促减肥？

我们常说"早睡早起身体好"，早睡早起确实是一种非常健康的生活方式，而好的生活方式必然会促进健康的体重和身材状态。充足的睡眠有助于保持健康的内分泌状态，保持旺盛的精力，适宜运动所需体力，恰当的食欲和消化功能，以及一定的情绪压力调节能力。

一般成年人所需要的睡眠时间是每天7～8h，最佳入睡时间是晚上10～11点。睡眠时间过短或过长都不利于激素稳定分泌。有研究和统计分析结果显示，每天睡眠时间低于6.5h或高于8.5h都可能导致体重增加。实际睡眠时间不到5h的人发胖的可能与睡眠7～8h的人相比，女性升高了2.3倍，男性升高了3.7倍。

睡眠不足的人白天会无精打采，基础代谢率降低，主动活动量下降，能量消耗降低，还会使食欲调节系统功能紊乱，摄入过多能量，很容易导致体重上升。即使体重勉强没有上升，很可能瘦体重已经下降了。

虽然充足的睡眠有助于保持健康的体重，但是"躺着就能瘦"的说法必然是不严谨的。一天不起床一直躺着，自然不是一种健康的生活方式。躺着超过8h还紧贴着床板，时间越长身上就越不舒服。所以我们还是建议保持健康的生活方式，尽可能晚上10点到11点入睡，每天睡够7～8h。这样，白天无论是学习还是工作，都精力充沛，心情也舒畅。

睡眠不足时激素水平会发生变化，如瘦素的分泌减少，能量的消耗减少；同时饥饿素的分泌增加，导致大量进食。睡眠不足还会导致皮质醇水平上升，进一步增加进食的欲望，尤其是对于碳水化合物类食物的摄入需求增加，容易发胖和增加体重。有实验发现，睡眠不足的人比睡眠充足的人每天摄入的食物热量要高22%，这也是有的人"莫名其妙"就长胖的原因之一，而实际上这是有明确的科学原因存在的。

所以好好睡觉是成本最低的减肥减脂方法之一，却也最容易被忽视。

另外，晚上睡觉时开灯也会影响人体的生物节律，身体会误以为还是白天；而白天短暂的午休和小憩时，也不要把窗帘全部拉上，否则身体会误以为现在已经到晚上了。与昼夜节律相关的激素褪黑素会受到这些外界信号的影响，从而在一定的时间分泌相应的量。开灯睡觉会减少褪黑素的分泌，而且褪黑素分泌紊乱还会引起心境不佳、情绪管理能力下降。

开灯睡觉还会引起胰岛素抵抗，机体分泌更多的胰岛素，促进肥胖的发生。晚上的光照抑制生长激素的分泌，而生长激素可以促进脂肪分解。发表在《美国流行病学杂志》上的一篇研究文章也证实了这一点，习惯晚上开灯睡觉的女性往往都会比较胖，腰也会相较于常人更粗。

9.3　减肥与维生素D的关系

大量研究结果提示维生素D缺乏与肥胖的发生有关，而补充维生素D能够抑制前脂肪细胞分化过程，进而影响脂肪的形成。另外，研究发现肥胖的发生常伴随着甲状腺激素和$1,25-(OH)_2D_3$的水平改变，而钙与维生素D都能影响以上激素的代谢状态，因此两者具有抗肥胖作用。

维生素D可以减少身体中新脂肪细胞的形成，有助于减肥减脂。维生素D还与钙的吸收有关，如果维生素D不足，那么钙的吸收利用也会受到影响。维生素D还可以增加血清素，帮助改善睡眠，睡眠质量提高也有助于饮食、运动等健康生物节律的养成，有助于调节情绪压力，避免情绪化进食。

研究发现，肥胖者存在不同程度的维生素D缺乏，在补充维生素D 1～12个月后，发现BMI和腰围均有所下降。这是由于维生素D的补充，降低了体内代谢性炎症的水平，促进了体重和体脂的降低。

《中国超重/肥胖医学营养治疗指南（2021）》中指出，有研究发现，在维生素D缺乏的肥胖者中，维生素D状态的改善与减重饮食相结合，能降低炎症性代谢水平，对降低体重、减少脂肪含量有协同作用。肥胖者维生素D含量也低于一般健康成人。《维生素D及其类似物临床应用共识》甚至建议部分肥胖儿童和成人进行维生素D水平筛查。

那肥胖人群该补多少维生素D呢？

2011年美国内分泌学会发表的《维生素D缺乏的评价、预防及治疗临床实践指南》建议，对于有维生素D缺乏风险的肥胖者，至少补充同年龄段2～3倍的推荐量以满足需要量。结合中国居民维生素D参考摄入量，建议肥胖人群补充20～30μg/d，也就是800～1200IU/d。

由于大部分食物维生素D含量极低，而含维生素D稍微多一点的食物，如深海鱼、动物肝脏、蛋黄、三文鱼、比目鱼、鳟鱼等，食用后对维生素D吸收效果不佳，且日常吃这类食物并不多。我国疾控机构的营养状况报告中一直提示有较大比例的人群缺乏维生素D。所以我个人更推荐服用维生素D补充剂。

晒太阳是很好的补充维生素D的方法，但是要注意日晒强度和日晒时间，避免正午时间在强烈日光下晒太阳。

涂了防晒霜后晒太阳，维生素D的合成效率会大打折扣。所以如果为了生成维生素D，建议还是不要涂抹防晒霜，选择日晒适宜的时间段，比如避开上午10点到下午4点的时间段，或者根据当地的情况，结合自己晒太阳的地点，合理安排。

经常晒太阳，获得充足的日晒也是维持一个人良好精神状态的好方法。在白天时间很短的北欧国家，缺少日晒也是导致抑郁症高发的原因之一。在对肥胖抑郁症的群体研究中发现，补充维生素D之后，他们的抑郁有了不同程度的改善。

9.4 减肥与钙和奶制品的关系

膳食中的钙摄入是肥胖的保护性因素，其摄入量同体质指数及体脂率呈负相关。可能的机制有:长期低钙加速了脂肪生成和抑制脂肪水解，而增加钙的摄入能够促进脂肪的水解，从而达到减脂减重的目的；钙还可以与脂肪酸结合，减少肠道内脂肪的吸收，同时增加脂肪的排出。

几项大型横断面人群研究显示，饮食中钙和奶制品的摄入量与BMI、体脂率和肥胖之间呈反比关系。当限制能量摄入时，较高的奶制品摄入对减重减脂有益；而当随意摄入能量时，无益于身体成分（体脂率）的改变。可能的机制是细胞内钙在脂肪细胞脂质代谢和甘油三酯储存中的调节作用。钙本身具有刺激脂肪分解、抑制脂肪酸合成及脂质从头合成的功能，它也可能通过增加解偶联蛋白2的表达发挥有利的调节效应。解偶联蛋白2被认为能够影响脂肪细胞的凋亡，增加脂肪氧化，并能够减少能量限制时产热的下降幅度。高钙饮食也具有增加肠道脂肪排泄的作用。

最新的证据表明，摄入钙和奶制品对减控体重是有益的，特别是对那些平常很少食用钙和奶制品的人。因此建议减肥者每天摄入的钙（最好来源于奶制品）至少达到推荐的摄入量。如果摄入量不够，应考虑补钙。

《中国超重/肥胖医学营养治疗指南（2021）》指出，一项研究观察限能量膳食干预期间微量营养素的水平变化时发现，63%的女性和61%的男性均存在钙摄入不足的现象。2004年一项随机对照实验研究发现，高钙饮食者较低钙饮食者实施限能量膳食干预期间，体重和体脂含量下降更显著，且补充奶制品来源的钙效果优于补充非奶制品来源的钙。

《中国居民膳食营养素参考摄入量速查手册（2013版）》建议18岁以上人群钙摄入量为800mg/d，50岁以上人群钙摄入量为1000mg/d。

9.5 减肥与辣椒素的关系——吃辣能不能减肥？

国内外的动物实验研究都发现，辣椒素会促进血液循环，增加身体的散热，提高能量代谢，在食量相同的情况下，是有利于降低体重的。单就辣椒素这个成分来说，确实具有促进身体血液循环，增加散热，提高能量消耗的作用，但是它也同时有促进食物消化吸收的作用，容易提升食欲，让人吃进去更多的食物。

辣椒素本身具有减轻炎症反应的作用，按道理吃辣不会产生"口舌生疮"这种炎症的表现，但是吃辣确实总是会发生这样的现象，尤其是在北方地区。这与北方本身气候干燥有关，另外还与辣椒的烹饪方法有关。首先烹饪辣椒的时候，可能油、盐、糖都放了比较多，导致摄入了较多的油脂、盐和糖，容易使毛孔堵塞和身体负担加重。辣椒素抑制胃酸分泌、减弱胃动力，导致胃的消化功能减弱。胃部本身有基础疾病的人不建议食用辣椒减肥。

辣椒中含有丰富的维生素C，提倡少油、少盐、不放糖和使用新鲜辣椒的烹饪方式。如果特别迷恋罐装辣椒酱又确实需要减肥，恐怕只有调整一下辣椒的摄入方式才会有一个良性的转变。另外即使是新鲜辣椒，也提倡少量即可，起到调味的作用，过多的新鲜辣椒也会刺激胃黏膜。

辣味食品可使大脑分泌内啡肽。内啡肽可以舒缓压力、缓解焦虑，是一种神经递质。吃辣味食物需要较多的主食和饮料解辣，并且往往油和盐较多，导致摄入较多的能量和盐分，而且特别刺激食欲，食物摄入量往往大幅增加。

✦ 知识小插曲：减肥手术为何物？

一般我们说的减肥手术就是胃肠减肥手术。减肥手术只适合于BMI≥35，并且有并发症的肥胖者。

其实这个手术也就是缩胃手术，我们可以理解为将胃部的一部分切除，使胃容量变小，从而使摄入的食物量变小，也就意味着摄入的能量减少，以此起到减肥的目的。胃内容量减少的同时，胃分泌的"饥饿素"也减少，人的进食欲望下降，也能起到减肥的作用。

对于重度肥胖并且合并心脑血管疾病、糖尿病等慢性病的重度肥胖群体，医生还会根据情况切除部分小肠，减少肠道营养的吸收面积。

需要注意的是，这类手术后的营养问题需要特殊指导，还必须要考虑到手术的各种风险问题。希望大家都不要走到需要做手术减肥的这一步。

9.6 其他营养成分减重的临床研究证据是否充足？

9.6.1 鱼油

脂肪的种类和结构对健康的影响是不一样的。研究表明，与n-3多不饱和脂肪酸相比，高饱和脂肪酸更易诱导肥胖的发生和发展。n-6多不饱和脂肪酸/n-3多不饱和脂肪酸比例升高可影响甘油三酯代谢、脂肪聚积等，进一步影响肥胖的发生和发展，还可能与肥胖人群瘦素抵抗有关。在预防肥胖时，不能单纯强调降低膳食中脂肪的含量，而应从脂肪种类和构成对人体体重与健康产生的影响来综合考虑。

单独应用鱼油制剂对超重和肥胖者的体重和体脂的改善作用证据不足，但可能改善腰围、腰臀比及血脂谱指标。（证据等级B，弱推荐，同意比例94.9%。）

Du等纳入21项随机对照试验（RCT研究），1652例超重和肥胖者的系统评价显示，单独摄入鱼油或者鱼油配合饮食及运动的减重方案对体重没有改善，但鱼油配合减重饮食，可显著降低腰围和腰臀比。Huerta等人的RCT研究结果显示，在超重和肥胖女性中使用EPA（鱼油的主要成分）配合限能量膳食干预10周后，与单独限能量膳食干预相比，没有显著降低体重，但是降低了腰臀比。Huang等的一项RCT研究表明，与单纯减重餐比较，鱼油配合减重餐在减重方面并无优势，但在限能量膳食干预的基础上，肥胖者每天补充1.4~4.2g鱼油或每周食用三次鱼类（150g鳕鱼或鲑鱼），可改善血脂或降低心脑血管疾病发生风险。

《中国超重/肥胖医学营养治疗指南（2021）》认为，鱼类和膳食补充剂均可作为鱼油的良好来源。

《美国居民膳食指南（2015-2020）》建议成人每周至少使用8盎司（约250g）各种鱼类，相当于每天至少摄入250mg EPA和DHA。同时美国FDA建议，所有来源的DHA + EPA摄入每天不超过3g，膳食补充剂不超过2g。

《中国居民膳食指南（2022）》建议成年人每周最好吃鱼两次或300~500克。而且调查数据显示，中国居民的欧米伽3脂肪酸摄入量远低于推荐水平。

9.6.2 MCT（中链甘油三酯）

适量补充MCT，且连续使用12周以上，可能有助于超重和肥胖者减重。（证据等级C，弱推荐，同意比例92%。）

与长链甘油三酯LCT相比，MCT具有独特的生理生物学特性。MCT经过门静脉系统被吸收，不会在肠细胞中重新合成甘油三酯。并且它在线粒体内转运不需要线粒体β氧化的限速酶——肉碱棕榈酰转移酶，更容易被β氧化，从而不易在脂肪组织和肝组织中累积。

MCT主要存在于椰子油（占比约58%）和棕榈仁油（占比约54%）等之中。

Mumme等纳入13项研究、749例受试者的系统评价和Meta分析表明，摄入MCT可能会降低受试者的体重和腰围。Han等的一项RCT研究纳入40例中国超重2型糖尿病患者，MCT组患者每天食用18g提纯的MCT，LCT组患者每天食用18g玉米油，干预90天，结果表明MCT组患者的体重和腰围均显著降低。

9.6.3 左旋肉碱

肉碱是长链脂肪酸在线粒体氧化中必需的物质，肉碱的缺乏可能会导致脂类聚集于胞质，乙酰辅酶A聚集于线粒体，游离脂肪酸不能进入三羧酸循环，从而导致能量缺乏。

左旋肉碱是一种人体必需的营养素，除了能在人体肝脏和肾脏合成外，还能从动物性食物中获取，因此其功能与人体器官和组织的代谢密切相关。左旋肉碱是中、长链脂肪酸从线粒体膜外转运到膜内进行β氧化的载体，因此具有降解脂肪的作用。如果体内左旋肉碱缺乏，脂肪类代谢紊乱，会造成脂类物质在肌纤维和肝脏中积累，出现肥胖和脂肪肝等。

每天摄入左旋肉碱2～3g，摄入8周以上，可能有助于减重。（证据等级C，弱推荐，同意比例89.5%。）

左旋肉碱是一种具有生物活性的类维生素营养素。除了在肝脏和肾脏合成外，膳食中主要从动物性食物中摄取，其中红肉类和奶制品是左旋肉碱的良好来源。研究表明，左旋肉碱可通过将长链脂肪酸转运至线粒体而在脂质代谢中发挥重要作用。还可能直接作用于下丘脑，从而降低食欲和食物摄入量。

我国《食品安全国家标准　食品营养强化剂食用标准》（GB 14880—2012）规定左旋肉碱为食品营养强化剂，可将其应用于果蔬汁饮料、含乳饮料、固体饮料等饮料类产品。

Askarpour等人的系统评价纳入43项RCT研究、2703例健康肥胖受试者，研究左旋肉碱对人体的体成分影响。结果显示，单独补充左旋肉碱或联合生活方式干预均可显著降低体重和BMI；亚组分析结果显示，单纯补充左旋肉碱还可显著缩小肥胖者的腰围；非线性剂量关系表明，随着左旋肉碱摄入量的增加，BMI有进一步下降趋势，较多证据支持每天摄入2～3g左旋肉碱有助于减重；体重降低量与疗程存在非线性相关关系，提示干预8～10周效果较好。Talenezhad等的系统评价探究补充左旋肉碱对体重的影响，结果显示摄入左旋肉碱相比对照组能显著降低体重和BMI，对腰围则无明显影响。杨敏等的系统评价显示，与对照组相比，补充左旋肉碱受试者减重更有效、BMI降低显著，同时在降低腰臀比方面更有优势。

9.6.4 非营养性甜味剂

摄入大量含蔗糖的饮料更容易增加能量摄入，提高体重和脂肪量。人工甜味剂则可能有助于减轻体重，但其长期安全性仍有待评估。（证据等级B，弱推荐，同意比例91.1%。）

与蔗糖饮料相比，非营养性甜味剂对肥胖者有一定减重作用，但仍推荐以水作为减重者的常规饮品。

一项RCT研究纳入148名护士并随机分为三组：不允许饮用含糖饮料，只允许饮用白开水、茶或无糖咖啡；允许饮用含无热量甜味剂的饮料；对含糖饮料无限制。结果显示不喝含糖饮料组受试者的体重、臀围和钠摄入量均有更大程度的降低；相比之下，喝无热量甜味剂组受试者体重降低小于第一组，且碳水化合物的摄入量也有增加趋势。

9.7 营养教育在减肥过程中不可或缺

营养教育将各种能促进营养信息交流的教育策略进行组合，辅助环境支持，从个人、社区等多种层面在多种场合以多种形式开展，以便让参与者充分了解营养教育活动的目的，培养引导个体和群体自愿采用有益健康的食物以及采取其他与食品、营养相关的行为。对超重和肥胖者进行访谈、填写问卷、营养咨询、营养教育，有助于改善饮食模式和减轻体重。

通过在学生中开展"同伴营养咨询模式"，可以预防青少年肥胖。由专业人士以小组形式进行烹饪体验和营养教育课程，以增加水果和蔬菜摄入为重点，可以改变膳食纤维摄入量，从而降低BMI和体重。

多项研究表明，营养教育能够增加个体和群体的营养相关知识，改变其饮食结构、饮食习惯和饮食依从性，降低能量摄入，增加运动量，降低血脂、血压，改善血糖、糖化血红蛋白水平和胰岛功能，进而达到减轻体重、降低BMI和减少肥胖发病率的问题。

另外，营养教育能显著改善社会心理相关指标，对肥胖者予以营养教育，能显著降低其抑郁评分。

10

儿童、青少年肥胖，如何防患于未然？

10.1 儿童肥胖有多种危害，影响因素也较多

10.1.1 儿童肥胖可导致多种身心危害

广义的儿童指年龄不满18岁的人群。这个概念实际上是包括婴幼儿、青少年群体在内的。

儿童肥胖最重要的长期后果是肥胖及其健康危险可持续至成年期，不仅会给当前及成年期的心血管系统、内分泌系统、呼吸系统和消化系统带来危害，还会影响儿童的运动能力和骨骼发育，对行为、认知和智力产生不良影响。

血压与肥胖的正相关联系在儿童时期就已经存在了，儿童高血压的患病率随着肥胖程度的升高而增加，肥胖儿童高血压患病风险是正常体重儿童的1.5～2.2倍。儿童发生肥胖6年后高血压的发病率是正常体重儿童的4～5倍。儿童肥胖具有延续至成年的轨迹现象，还会影响成年后的血压情况。

通过超声检查对心血管结构和功能的评估结果显示，肥胖儿童心脏每搏输出量明显增高，易发生左心室重构、左心室质量指数明显大于同龄的正常体重儿童。肥胖儿童的早期动脉粥样硬化也已经启动，因此预防成年人心脑血管疾病应该从预防儿童肥胖做起。

超重和肥胖儿童代谢综合征患病率高于正常体重的儿童，儿童期至成年期持续肥胖的群体发生代谢综合征的风险是体重持续正常人群的9.5倍，儿童期肥胖者成年期发生肥胖的风险至少是正常人群的两倍。

儿童肥胖与2型糖尿病的发病关系密切，绝大多数2型糖尿病患儿超重和肥胖。北京市某队列研究发现，肥胖儿童成年后发生糖尿病的风险是正常体重儿童的2.7倍，儿童期至成年期持续肥胖的人群发生糖尿病的风险是体重持续正常人群的4.3倍。

儿童肥胖对呼吸系统也有较大危害，随着BMI升高，哮喘患儿的肺功能显著下降。肥胖儿童睡眠障碍的发生率较高，平均每小时睡眠呼吸暂停低通气指数明显大于超重和正常体重儿童。睡眠时肥胖儿童的平均血氧饱和度、最低血

氧饱和度均低于超重和正常体重儿童。

儿童肥胖引起的心理问题也很常见。

① 焦虑型：由于肥胖儿童"笨拙、臃肿"，长期对自我形象认知较低，经常被同学嘲笑甚至拒绝、排斥，心中藏着诸多委屈和愤懑，进而产生焦虑和烦躁。

② 人际交往困难型：表现为不愿意融入社会，对参加集体活动或与别人沟通有较强的抵触心理，经常和同学发生争执，不会和别人沟通交流。

③ 性格内向型：表现为保守、胆怯、退缩、压抑、不安、不合群，容易钻牛角尖，缺少内在的精神指向，内心缺少快乐。

④ 孤僻型：表现为经常喜怒无常、缺乏自信、过度自卑等。

超重和肥胖也极容易诱发非酒精性脂肪性肝病，肥胖儿童伴发非酒精性脂肪性肝病较为普遍，单纯性肥胖对儿童的肝功能和脂肪代谢都会造成损害，且危害程度随肥胖程度的增加而增加。

10.1.2 儿童超重和肥胖受到多种因素的影响

儿童超重和肥胖的发生受到多种因素影响，包括遗传、环境和社会文化等。其中，生命早期的营养和膳食因素、身体活动和静态活动是关键的个体化因素；而食物环境、社会文化因素在肥胖的发生和发展中起着推波助澜的作用。所以有个概念叫作"**致肥胖环境（obesogenic environment）**"，即导致高能量摄入和久坐少动行为的环境，包括食物选择以及身体活动的机会，以及与食物和身体活动相关的社会规范，涵盖物理、经济、社会、文化、政策等层面。上面提到的**食物环境（food environment）**是指物理、经济、政策和社会文化环境等一系列影响人们食品、饮料选择的因素和条件。

生命早期的营养因素，包括母亲孕前身体状况（包括体重）、孕期增重、代谢和内分泌状况、新生儿出生后早期的生长发育和养育环境等，都会影响胎儿和婴幼儿时期的生理功能，包括机体组织结构和功能上的不可逆变化，影响到儿童期甚至成年期发生肥胖等相关慢性病的风险。

饮食结构不合理、脂肪供能比例过高、经常食用能量密度高的食物都会导致能量摄入增加，增加儿童发生肥胖的风险。还有一些不健康的饮食行为，如经常不吃早餐、摄入的食物种类较少（偏食和挑食）、零食摄入过多以及零食的选择类型不适宜、含糖饮料的饮用频率和饮用量较高、在外就餐频率增加等，也是儿童增加肥胖风险不可忽视的因素。

国家卫生健康委员会疾病预防控制局指导编写的《儿童肥胖预防与控制指南（2021）》指出，身体活动与儿童肥胖的发生关系密切。身体活动降低，静坐及视屏时间增加，会使儿童的能量消耗减少，导致儿童肥胖发生的危险增高。**视屏时间（screen time）是指花费在电视、计算机、平板电脑、电子游戏机及手机等电子屏幕上的时间。**

随着交通条件的不断改善，效率更高的交通工具逐渐普及，如家用汽车、电瓶车、公交地铁逐渐增多，骑自行车、步行的机会越来越少，再加上课业负担较重，户外活动的时间较少，身体活动普遍不足。2016年《全国中小学生体育健身效果调研》数据显示，在1.16亿儿童中，仅仅29.9%达到"每天最少60min中高强度运动"的推荐要求，有37%不能满足"每天视屏时间不多于2h"的推荐要求。因此身体活动偏少，视屏时间偏多，这个问题也应该引起足够的重视。

多项研究显示，儿童睡眠时间过长或过短都与超重和肥胖的发生有关，并且存在一定的剂量－反应关系。其中男孩睡眠不足时发生超重和肥胖的风险大于女孩。可能机制为，睡眠不足可能引起摄食行为改变以及能量消耗减少，最终导致能量失衡和肥胖的发生，也与食欲相关的激素水平改变有关。

致肥胖环境中的广义的食物环境包含家庭的食物环境，如家庭健康食品和不健康食品的提供、家庭成员的共餐情况、家庭成员的营养素养等；学校的食物环境，如学校供餐、校内食品的管理、营养健康教育、教师的示范作用等；社区的食物环境，如社区内食品店的食物供应种类、数量等；食物消费环境，如食品店的健康产品和不健康产品的促销手段、价格等。除此之外还包括了宏观的食品标准、营养强化食品管理标准、食品饮料销售管理、营销广告的管理法规等，如食品广告会对儿童对于食物的认知、态度、信念产生影响，儿童会在潜意识中接受并认同广告的信息，从而影响他们的消费行为。

身体活动的环境是影响儿童身体活动的物理环境和社会文化环境，如小区的健身游乐设施、小区的步道、社区公园、学校的运动场所、家里的活动室等。社会文化环境包括了周围人的观念意识，我们刚刚摆脱饥饿和贫穷没有多长时间，老一辈仍然认为孩子"胖点好""多吃才能健康"，这种影响日积月累，长期下来可能就是超重和肥胖和正常体重的差别了。所以这种观念意识的力量是不能忽略的，要从多个维度去理解，也要用多种方法和角度去教育和纠正。

10.2　儿童肥胖的防控要讲究方式方法

2021年7月13日，中华人民共和国国家卫生健康委员会召开新闻发布会，中国疾病预防控制中心营养学首席专家赵文华在发布会上介绍，我国6～17岁的儿童及青少年超重肥胖率近20%，6岁以下儿童超重肥胖率超过10%，6岁以下儿童超重和肥胖的问题，农村超过了城市。

儿童超重和肥胖与成人超重和肥胖是同样的道理，与2型糖尿病、肿瘤等慢性病有确定的显著相关性。近几年来诊断为2型糖尿病的儿童数量增加了很多，这些儿童绝大部分都是超重或者肥胖的，或者至少是饮食方式和生活方式上有严重问题的。

很多孩子从小便经历着别人对他身材的调侃，而这些待遇，有时也来自自己的父母。这种行为有效吗？还是只是发泄父母的情绪而已，因为孩子给自己丢脸了？这些父母有没有好好地对孩子们进行食育教育、营养健康教育、亲自烹饪健康食品并教给孩子、以身作则保持健康的生活方式？

我觉得，在帮助孩子拥有一个好身材的路上，家长的方式方法，共同学习成长和进步的态度，言传身教等更为重要，这比起嬉笑怒骂，无论是对孩子的身体健康，还是心理健康，效果都好百倍。

为孩子营造一个好的饮食环境、运动环境，本身是需要家长投入时间和精力的，同时也需要父母的智慧。而对这件事的付出一定是会有双倍甚至多倍的回报，如果做好了，未来孩子的学习成绩、青春期逆反问题、日后长期的亲子关系，都会向你认为更满意、更愉悦、更轻松的方向发展，反之，日子肯定不会好过，"鸡飞狗跳"就很常态了。

赵文华专家表示，培养良好的生活习惯对于预防儿童及青少年肥胖有重要作用。家长要帮助孩子从小培养良好的饮食习惯，帮助孩子实现充足的身体活动，尽最大努力减少静态行为时间、减少看屏幕的时间。如果体重和身高相比，体重长得太快，就要采取行动，但一定不要盲目减肥。

10.3 亲子活动，让家人享受美食、享受运动、享受大自然

阳光积极的亲子活动是建立良好亲子关系的有效途径，也能非常有效地促进孩子心理健康。去附近的公园踢踢球、放放风筝、跳跳绳、踢踢毽子、散散步、快走、跑步、做园艺、去动物园和小动物交流，去天文馆或博物馆领略知识文化和科技的魅力、去大学校园、去名人故居、去英雄纪念馆，这些活动，看似花时间，实则未必比做一套卷子的效果差。

读万卷书，也要行万里路。在这些正能量的活动过程中，不仅可以接收到阳光的沐浴，有助于全家人维生素D的合成，促进钙的吸收，有利于骨骼健康，而且还会帮助小朋友建立正确的价值观，树立积极向上为社会做贡献的人生理想，避免养成不良嗜好。

一项针对4～7岁孩子的研究发现，父母爱活动的孩子其活动量是父母不爱活动的同龄孩子的6倍。如果父母的行为传递的信息是，活动不舒服，很累，活动不活动差别不大，那么父母对孩子运动的提倡就不会有太好的效果，从而使孩子从不爱运动的孩子成长为不爱运动的大人。

父母有没有看电视的习惯？如果父母沉迷电视，孩子往往也容易形成这种

行为习惯，即花很多时间坐在电视机前面，很少起身活动。这样的生活方式会使人基础代谢率下降，能量消耗减少，运动量减少，视力下降。如果有边看电视边吃零食的习惯，往往还会不知不觉摄入大量能量。这也是体重悄悄上涨的原因之一。

另外，如果孩子从电视或媒体上看到骨瘦如柴的人，尤其是当他们发表对外形和体重不正确的看法时，父母有必要及时纠正孩子们对外形和体重的正确观点。电视上充斥着各式各样的食品广告，孩子们在超市拉着你买他经常看到的广告产品也是常有的事。您又如何改善这种状况？

《中国超重/肥胖医学营养治疗指南（2021）》指出，对于超重和肥胖儿童和青少年，每天至少60min中高强度有氧运动，其中每周至少有3天高强度有氧运动，每周2～3次抗阻力运动和骨骼负重运动。（证据等级B，强推荐；同意比例97.2%。）

WHO《关于身体活动有益健康的全球建议》推荐，5～17岁儿童和青少年每天至少应有60min中高强度身体活动以维持健康和生长发育，大于60min以获得更多的健康效益；同时每周至少应进行3次高强度身体活动，包括强壮肌肉和骨骼的活动等。

2018年《美国身体活动指南》建议，6～17岁的青少年每天应进行至少60min的中高强度身体活动，以有氧运动为主，并且包括每周3天的较大强度身体活动、抗阻运动和骨骼负重运动。

Stoner等的Meta分析纳入20项研究、1091例超重和肥胖青少年，结果显示运动干预可减轻体重，且运动量与体重减轻量之间存在正线性关系。Lee等的研究显示，有氧运动组、抗阻力运动组和同步运动组受试者的总脂肪量减少相似。

Sigal等对304例肥胖青少年研究发现，同步训练、有氧运动、力量训练的体脂含量下降比较差异无统计学意义。

以家庭为中心的综合减重方式对于超重和肥胖儿童和青少年在改善健康和社会认知方面具有积极影响。（证据等级B，强推荐；同意比例96.2%。）

一项前瞻性RCT研究纳入82例11～16岁非裔美国超重和肥胖青少年，进行8周的面对面小组干预和8周线上干预，课程内容包含自我监督策略、积极沟通、有效目标设定、改善行为等，结果表明，综合性减重方式对改善非裔美国青少年的认知和社会幸福感有积极影响；在社会结果方面，青少年更多地受益于与父母的积极沟通。另一项RCT研究表明，父母鼓励身体活动减重对青春期女孩体重、BMI和客观测量的身体活动具有直接影响。

10.4 提高健商，从备孕开始

健商即健康商数，与情商、财商、爱商类似，是一个人修养学识、认知能力等方面的素养。认知决定行为，认知正确才能行为正确。在这一点上，科学的健康认知同样可以决定健康的行为。

《心理减肥术》中的身体智力与健商意思是比较接近的。书中提到的身体智力包括三个组成部分：①聪明地去吃：知道为何想吃，从而有目的地去吃，具有正确的饮食方式。②聪明地看待身体：对身体形象有一种非苛刻、积极但又合乎实际的认识。③聪明地锻炼身体：乐于运动，能适宜地调节运动强度。

备孕阶段是很好的提升全家健康素养的时间段。这段时间做功课，既有利于健康助孕，又能为围生期的顺利生产以及产褥期、婴儿期、幼儿期的母婴健康打好基础。这段时间如果全家人一起学习，对于两代人之间信息差距的缩小非常有效，日后科学抚养宝宝产生的矛盾也自然能够减少。

科学备孕首先要把准爸准妈的体重调整到科学合理的范围内，这样对将来宝宝的健康有很大裨益。如果不科学减重，可能体重数值到了正常范围，但是却为宝宝的健康埋下了隐患，让宝宝输在了起跑线上。有时我会觉得，准爸准妈的合理体重和健康的身体，才是下一代最高的起跑线，而事实也确实如此。

准爸准妈如果需要减重，一定要科学减重，否则如果拼命节食减肥，减掉了肌肉和水分，体脂率和内脏脂肪并没有下降，这样的话备孕妈妈怀孕后很容易发生妊娠期糖尿病，不利于宝宝的健康发育。

从准妈妈怀孕开始，宝宝就进入了生命早期。近几年来我们营养工作者反复强调生命早期一千天的重要性，教给大家从宝宝胎儿期到婴儿期、幼儿期科学喂养和抚育所需的一系列知识和技能。备孕期做好充足的知识储备，形成良好的健康素养（即健商），是宝宝拥有美好生命早期一千天的坚实基础。

孕妈妈如果孕期体重增加过多过快，会增加妊娠期糖尿病和妊娠高血压的风险，增加巨大儿和剖宫产的风险。这样一来，不仅胎儿的各项发育会受到影响（包括智力发育），还会增加宝宝日后的健康风险，并且会给围生期带来诸多麻烦，增加了母亲生产困难，增加孕妈日后慢性病发生的风险。

10.5 母乳喂养，对孩子和妈妈未来的身材都好

母乳喂养确实需要克服很多困难，但是妈妈们一定要知道，母乳喂养绝不仅仅是为了孩子好。母乳喂养可以降低母亲日后超重和肥胖、2型糖尿病、乳腺疾病的发病率。单就降低超重和肥胖风险这一条，就足以让我们克服重重困难，坚持到自然离乳。不少母亲放弃了母乳喂养，却不断为自己的身材焦虑，用各种方法，不惜代价，其实是放弃了最有效的减肥方法。

母乳喂养很大程度上也让宝宝有了决定自己停止进食的权利。当他含着妈妈的乳头吃饱的时候，他会把乳头吐出来，转过头去，或者干脆玩起妈妈的乳头来。母乳相对婴儿配方奶粉，往往具有更低的能量、脂肪和糖，这都是防止增重的有利因素。母乳中含有免疫球蛋白，母乳喂养的宝宝往往免疫力更好。母乳中含有的活性成分，如瘦素、胰岛素、皮质醇、脂联素等，都可以影响婴儿的脂肪和能量代谢。母乳喂养还有助于培养好的亲子关系，身体接触、近距离的目光交流，都是母子互动的绝好方式。

科学研究表明，纯母乳喂养有助于降低儿童肥胖的发生风险。WHO对纯母乳喂养的定义是：除了维生素和矿物质补充剂、口服补液盐、药物以外，不给婴儿除母乳之外的任何食物或液体。纯母乳喂养能满足6月龄内婴儿所需要的液体、能量和营养素，应坚持纯母乳喂养6个月。

出生后两周内是建立母乳喂养秩序的关键期，宝宝出生后应该尽早开奶。当新生儿分娩剪断脐带、擦干羊水后，就可以将婴儿放在妈妈旁边，与母亲进行肌肤接触。一般情况下宝宝会自行"找奶"，这属于人类的本能，我们也可以适当地帮助婴儿，让他靠近乳头和乳晕。

尽量让宝宝直接吸吮母乳，只要母婴不分开，就不用奶瓶喂哺人工挤出的母乳。亲喂哺乳可以避免过度喂养，有利于降低儿童肥胖的发生风险。婴儿满6月龄时，应及时添加辅食，但母乳仍然是重要的营养来源。因此建议7~24月龄婴幼儿仍应继续母乳喂养。研究表明，母乳喂养时间越长，儿童肥胖发生风险越低。

研究表明，婴儿固体辅食添加早于4个月可增加儿童肥胖发生风险，但4~6个月添加辅食和6个月开始添加辅食对儿童肥胖的发生率没有明显的影响。辅食添加的种类对儿童的体重也有一定的影响，研究表明，婴儿期（即1岁以内）高蛋白质饮食（5g/d）可增加儿童高BMI风险。因此要限制早期动物蛋白质的摄入，可以降低早期脂肪反弹的风险。

辅食添加期运用回应式喂养，可以增加喂养人与婴儿的互动，父母可以根据婴幼儿的膳食需要和进食状态适时调整喂养的节奏，有助于预防0~2岁孩子肥胖的发生。虽然从生理上讲大多数儿童具有与生俱来的识别饥饿和饱腹的能力，但是如果家长使用"必须清光你的餐盘"或用食物作为奖励等喂养方式，也会引起儿童的自我调节进食功能紊乱，增加儿童肥胖的风险。

10.6 不把食物当作要挟和奖惩孩子的筹码

不要把食物当作给孩子的奖励和安慰，也不要当作谈判的筹码。

你成长的过程中或者你养育孩子的过程中是不是经常听到这样的话："不吃完饭就不能吃零食""考了一百分就请你吃某某食物""全对的同学老师奖励爆米花"……

有一次我不小心拿苹果作为和儿子谈判的筹码，儿子却说，"妈妈，你不是说不能用食物作为奖励吗？"是啊，我们多么容易用食物来帮助我们实现目标，即使我们已经知道，这是不对的。

2002年精神病学家罗伯特和阿尔伯特仔细考察了关于父母控制食物摄入的研究资料，得出结论：鼓励和奖赏吃的行为可以降低孩子对食物摄入自主调节的能力，就餐时少鼓励和奖赏有助于降低儿童肥胖的风险。

对于小朋友来说，频繁收到甜食奖励会增加龋齿、体重上涨等健康问题的风险。

美国儿科学会、美国家庭医生学会、美国营养与饮食学会、美国儿童和青少年医学学会、美国心理学会、梅奥医学中心和耶鲁医学集团都建议不要将食物作为奖励。

作为奖励和筹码的食物，往往是高油脂、高糖的食物，它们会提升大脑多巴胺水平。多巴胺激活大脑的愉悦中枢，会影响我们的情绪。如果长期接受食物奖励，多巴胺通路就会变得迟钝，这种迟钝会刺激人们寻求更多的食物奖励。这个过程很容易触发暴饮暴食行为，不利于体重控制。

如果你跟孩子说"你考了一百分，就给你买巧克力糖"这样的话语，更加深了巧克力糖在孩子心目中的美好形象，让孩子觉得它是自己努力学习之后才能得到的无比美好的食物。这样的激励，似乎短时间内可以让孩子努力学习，但是可能不会成为长期的学习动力。

"你把这个作业做了，就给你买汉堡/薯条/炸鸡"这类的言语激励，会影响孩子感受饥饿和饱足感的节律，养成不健康的饮食习惯，可能会在不该进食的时候进食，增加低营养价值的食物摄入，放大了食物的价值，对于健康食物的认知陷入迷茫。

实际上正确的做法是，可以使用代币积累或直接用亲子活动来激励。比如说吃一碟蔬菜可以积一个代币，十个代币可以兑换一次和爸爸妈妈去公园打羽毛球。重点在于激励的事物或奖品是健康和积极向上的。可以有很多的非食物奖励，比如：玩沙子、玩水、做手工、荡秋千、拥抱、拼图、下棋、踢毽子、丢沙包、一起做饭、一起画画、一起旅游、一起洗车、一起清扫树叶、铲雪等。小孩子对于父母的陪伴玩耍其实是有很高需求的,亲测陪玩各种游戏和户外活动,效果十分可观。

对于万圣节讨糖的游戏,我们可以适当改良,可以让棒棒糖等糖果与玩具同时存在,让这些玩具代替一部分糖果,或者必要时作为备选项。

我儿子自创了一个游戏,一家三口分食物,有时刚好多出一个,比如总共4个橘子,一人一个还多了一个。不一定今天都吃掉,但是可以通过"拍卖"来确定归属权。"拍卖"食物的时候用运动量和运动种类设定起拍值,如正踢腿10个、俯卧撑10个,高抬腿10个。开始拍卖后就有人往高叫价,有时会叫到30多个,甚至50多个。这种方式可以将运动融入游戏中,当然整个过程中要注意食物摄入的量,比如水果,一般按照《中国居民膳食指南(2022)》,每日在200~350g范围内。

10.7 尊重孩子的饮食喜好,顺应喂养

顺应喂养是在顺应养育模式框架下发展起来的婴幼儿喂养模式。顺应喂养要求:父母应负责准备安全、有营养的食物,并根据婴幼儿需要及时提供;父母应负责创造良好的进食环境;而具体吃什么、吃多少,则应由婴幼儿自主决定。在婴幼儿喂养过程中,父母应及时感知婴幼儿发出的饥饿感或饱足的信号,充分尊重婴幼儿的意愿,耐心鼓励,但绝不能强迫喂养。

《宝塔历险记》这本书是中国营养学会吴佳老师的著作,非常适合儿童与父母的亲子阅读。惊心动魄的故事情节非常吸引孩子,我二年级的孩子常常催着我和他一起读《宝塔历险记》。

我家小朋友在亲子阅读一段时间这本书之后,对很多食物的抗拒明显小了很多。在我给他某些种类的食物时,我也不用再给他讲半天这种食物对人体的健康益处了,因为他和我读书的时候,已经通过故事,把这种食物了解得比较清楚了。换作以前,他肯定会直接拒绝,而现在,他会仔细品尝,默默吃掉,看着他咀嚼食物的小嘴巴,我会觉得特别可爱,也特别欣慰。

让孩子自己盛饭菜。有研究表明，如果让孩子自己盛饭菜，那么孩子每餐的摄食量基本是恒定的。如果孩子得到一份定量的快餐，如果食物分量大，孩子一餐的食量会加大25%。孩子们会努力把盛到碗里和盘子里的食物吃完，可能是因为受到了这样的教育：只有把盛到盘子里的东西吃光的孩子才是好孩子。

10.8 家长做个好榜样

在饮食模式和生活方式方面，孩子们会更倾向于照家长做的去做，而不是照家长说的去做。你可以尝试用行动反对这个观点，但是很大概率你可能会失败。

要做好自己的情绪管理，就事论事，不要失去耐心或言语攻击，要言传更要身教。如果想让孩子吃饭慢一点，那家长请先吃饭慢一点；如果想让孩子不挑食不偏食，那么家长请先不挑食不偏食，样样食物都吃；如果想让孩子早睡早起，少看或者不看电子产品，就先问问自己："我做得怎么样？"

10.8.1 食物多样，每天摄入12种食物以上

平衡膳食是预防儿童超重和肥胖的首要举措，研究表明，食物多样性不足的儿童患超和重肥胖的比例更高，保证食物的多样性，在一定程度上可以预防超重和肥胖。包括在婴幼儿中进行的研究结果显示，辅食多样可以降低超重和肥胖发生的风险。

除了烹调油和调味品，2岁以上的儿童应每天摄入12种以上的食物，每周摄入25种以上食物。包括谷薯类、蔬菜水果、动物性食物、奶豆坚果。少吃高能量密度的食物（如油炸食品、烘焙食品、糖果等），合理选择零食、不喝含糖饮料、充分足量饮水；规律进食、吃好早餐；多在家就餐，少在外就餐；保持良好的就餐氛围，保持轻松愉悦。经常摄入高能量密度食物、含糖饮料与儿童体重增加和肥胖有关。

按照每天的餐次安排，早餐摄入3～4个食物品种、午餐建议摄入5～6个食物品种、晚餐4～5个食物品种，加上零食1～2种。在控制食物总量的基础上，尽量增加食物的种类，选择小分量的食物。较小的食物分量有利于控制儿童体重，减少肥胖的发生风险。

比如早餐可包括谷薯类、蔬菜水果、动物性食物、奶豆坚果四类食物中的三类及以上：①谷薯类可包括红薯、米线、全麦面包、馒头、花卷、米饭、面条等；②蔬菜水果可包括香蕉、梨、苹果、黄瓜、西红柿、菠菜等；③动物性食物，如鸡肉、牛肉、鸡蛋、猪肉等；④奶豆坚果，如核桃、杏仁、豆腐干、豆腐脑、豆浆、酸奶、牛奶等。

适量摄入牛奶，2～7岁儿童建议每天摄入350～500mL；7岁以上儿童达到每天300mL以上，或者相当量的奶制品。奶和奶制品的换算关系如下：300mL牛奶＝300mL酸奶＝37.5g奶粉＝30g奶酪。奶和奶制品有利于控制超重和肥胖，而含乳饮料可能增加肥胖风险。

经常摄入富含膳食纤维的食物，增加全谷类食物摄入有利于肥胖的预防。鼓励学龄儿童在日常膳食中经常摄入全谷物，可以占全天谷类的1/3左右。过多摄入畜禽肉可能增加儿童肥胖风险，而鱼类摄入可能有利于控制儿童肥胖，因此要平衡红肉和白肉摄入。

10.8.2 孩子和家长都要知道哪些是健康零食

零食（between-meal nibbles；snacks）是指非正餐时间食用的食物或饮料，不包括水。《中国儿童青少年零食指南》推荐学龄儿童应选择清洁卫生、营养丰富的食物作为零食，如新鲜蔬菜水果、坚果、奶及奶制品、大豆及其制品等。

尽量少吃膨化食品。为了达到酥脆的口感效果，膨化食品必须采用低蛋白的材料来制作。不仅蛋白质含量很低，而且几乎不含维生素和矿物质，如维生素A、维生素C、维生素D、钾、钙、铁等。膨化食品主要成分为淀粉，并且含有较多的油、盐、糖、味精等，属于高能量食品。

《英国营养学杂志》上一篇来自澳大利亚迪肯大学的研究显示，儿童摄入高盐食品将增加超重或肥胖的风险。

不要看到不健康的零食打折就囤一堆回家，我们只买好的、健康的，不能因为便宜就去买不必要的东西。

儿童处于生长发育的重要阶段，也是饮食行为形成的关键期，应该给予科学指导，帮助其正确、合理地消费零食。建议儿童合理选择零食，避免或减少含糖饮料、果汁、烘焙食品、薯片、糖果等能量密度高、营养价值低的零食摄入，养成足量饮水的习惯。

零食作为一日三餐之外的食物，可以提供一定的能量和营养素，需要合理选择，控制每天能量摄入不过量。建议一天当中零食提供的总能量不超过总能量摄入的10%。每天吃零食的次数要少，食用量要小。吃零食的时间可安排在两餐之间。避免或减少摄入营养价值低、能量密度高的零食，如含糖、钠、饱和脂肪等较多的糖果、炸薯条、薯片等。家长和老师应引导和指导儿童在购买零食时，学会阅读食品包装上的营养标签信息。

儿童应该养成每天足量饮水的习惯，首选白水。应主动、规律饮水，饮水时间平均分布在一天时间内，少量多饮。

10.8.3　全家爱上全谷物

全谷物是指未经精细加工或虽经碾磨/粉碎/压片等处理仍保留了完整谷粒所具备的胚乳、胚芽、麸皮组成及天然营养成分的谷物。和精制谷物相比，全谷物含有更丰富的膳食纤维、脂肪、维生素、矿物质、多酚及其他植物化学物，对人体有更多的益处。

多个国家的膳食指南都建议食用全谷物，有些甚至给出了具体推荐值。加拿大指出全谷物应该经常食用；南非和英国的膳食指南对全谷物进行了详细的描述；克罗地亚和爱沙尼亚建议多吃全谷物食物；塞拉利昂在谷物这一食物组中强调了全谷物的重要性。

瑞典根据性别分别给出具体建议，推荐女性每日摄入70g全谷物，男性每日摄入90克。澳大利亚建议成年人每天食用4~6份谷物（谷类）食品，主要是全谷物和（或）富含谷物纤维的食物，儿童和青少年的推荐量则取决于其年龄和性别。阿曼建议每天摄入的谷类食物中，至少有1/3来自全谷物面包和含有全谷物的食物，2000kcal能量水平的人群，建议每天摄入2~3份全谷物。美国鼓励摄入全谷物，限制精制谷物及其加工制品摄入，并推荐2000kcal能量水平的人群每日摄入6盎司当量的谷物，其中至少一半是全谷物。我国建议每天摄入全谷物和杂豆类50~150g。

10.8.4　全家人随身携带水杯

水是减肥者最好的饮料，也是孩子成长必不可少的。

目前我国儿童的饮水量普遍偏低，研究显示，足量饮水有助于增加饱腹感，降低总能量的摄入，对控制体重、降低超重和肥胖风险有益。

美国儿科学会曾提出这样一个政策性报告，强烈要求学校限制汽水。源于儿科医生们对儿童因喝汽水而导致的健康问题倍感担忧。长期过量饮用汽水，不仅与日益增大的超重和肥胖、糖尿病、肿瘤的儿童数量有很大的关系，还影响孩子们的牙齿健康，导致频发蛀牙等问题。

有时我们感到饥饿，甚至是由于缺水导致的，这种情况也被称为"假性饥饿"。当我们在不该饿的时候感到了饥饿，这个时候可以先喝一些水。过几分钟或者十几分钟再看一下，还饿不饿。

《中国居民膳食指南（2022）》建议成年人每天除了饮食中的水分外，还要另外喝1500~1700mL的水，膳食宝塔旁边画了一个杯子。

水是人体重要的组成部分，水在体内还具有重要的生理功能：如人体内所有的生化反应都依赖于水；水可以运输营养成分，输送代谢产物，并将其排出体外；水可以调节体温使之恒定；水可以润滑组织和关节。

《中国居民膳食指南科学研究报告（2021）》指出，饮水（量）与健康的证据收集，检索查阅国内外（1997~2020年）的相关文献，共纳入98篇文献。综合评价分析饮水与多种疾病关系，结果表明增加水的摄入可降低肥胖、便秘的发生风险，降低肾脏及泌尿系统结石的发病率和复发率，降低认知能力减低、脑卒中的发生风险；此外，尚有不充足的证据表明，饮水量与慢性肾脏病、膀胱癌、高血压、冠心病、代谢综合征、痛风等疾病发生有一定的关联，但需进一步深入研究。

多个国家将喝水这件事强调在了国家级的膳食指南核心指导准则当中。如韩国的膳食指南核心指导第五条：喝白开水，不要喝含糖饮料。德国的第六条：多喝水，每天至少1.5L。巴拿马的第十四条：每天都要喝水并享受它。加拿大的"让水成为饮品选择"。阿根廷的第二条：每天喝8杯水。秘鲁第8条：每天喝6~8杯水。哥伦比亚和南非：饮用大量干净、安全的水。肯尼亚第九条：多喝安全的水。斐济第九条：喝干净、安全的水。

可见全球多个国家都把喝水放在了重要的膳食指导准则上面，提到了比较重要的高度。

2016年我国27个城市居民的饮水调查显示，56%的4~9岁儿童和64%的10~17岁儿童及青少年日均饮水量未达到我国居民水的适宜摄入量[《中国居民膳食营养素参考摄入量（2013）》关于不同年龄阶段儿童水的适宜摄入量推荐值为800~1700mL/d]。71%的18~55岁成年人日均饮水量未达到我国居民水的适宜摄入量[《中国居民膳食营养素参考摄入量（2013）》成年人水适宜摄入量推荐值为男性1700mL、女性1500mL]。

可见饮水量未达推荐量的成人、儿童和青少年人数都超过了一半。

各月龄和年龄段儿童每天的适宜饮水量如下：

0~6月龄纯母乳喂养婴儿：不需要额外饮水；

7~12月龄：总水需要量为900mL，包括母乳、辅食中的水及饮水；

1~3岁：总水需要量为1300mL，包括母乳、辅食中的水及饮水；

4~6岁：男孩800mL：女孩700mL；

11~13岁：男孩1300mL，女孩1100mL；

14~17岁：男孩1400mL，女孩1200mL。

（备注：适宜饮水量是指喝水的量，不是水的总摄入量，不包括食物中的水。）

如果长期缺水，身体的燃脂效率会下降，从而导致肥胖、四高等问题出现。饮水最好选择少量多次的方式，以免短时间内摄入大量水分造成体内电解质紊乱，给身体带来不必要的麻烦。我们每个人的生命都仰仗于水，所以一定要天天把水"捧在手心里"！

白水包括白开水、矿泉水、矿物质水、纯净水等不含能量的水。白水不提供能量，可使摄入的总能量低于同体积饮料。足量饮水有助于降低含糖饮料和能量的摄入，从而降低超重和肥胖的风险。

10.8.5 全家养成多走路，少坐电梯少开车的习惯

如今电梯里的食品广告已经不亚于电视广告的威慑力了，甚至坐2min电梯，你都能被种草一种食品，当然这种食品是不健康食品的可能性更大。所谓的不健康食品，大概率是有不少添加了糖、反式脂肪酸以及营养素密度较低等元素的食品。

所以家长带头不坐电梯，也减少了孩子被不健康食品种草的风险，省去了自己被孩子央求买不健康零食的苦恼。

在家就餐与膳食质量呈正相关，而在外就餐时更容易摄入高脂肪、高能量食物，尤其是选择以炸、煎、烤为主要烹饪方式的西式快餐食品，可能会增加超重和肥胖的发生风险。因此建议在保证儿童每天总能量摄入适宜的前提下，规律进餐，每天吃早餐，多在家就餐，少在外就餐。

研究发现，每周在外就餐超过两种形式（快餐店、其他类型餐厅、外卖、外带食物等），儿童超重和肥胖的风险较高。与体重正常儿童相比，肥胖儿童在外就餐频率较高，在外就餐与儿童总能量摄入、脂肪摄入以及体脂率正相关；3~12岁儿童每周在外就餐频率升高时，儿童的BMI值也相应增加。

10.9 儿童肥胖会增加成年期的慢性病风险

1982年全国营养调查数据显示，我国7～17岁儿童的超重率和肥胖率分别为1.2%和0.2%。而根据《中国居民营养与慢性病状况报告（2020）》，我国6～17岁儿童超重率和肥胖率分别为11.1%和7.9%，6岁以下儿童超重率和肥胖率分别为6.8%和3.6%，已经呈现流行趋势。

儿童肥胖的日益增多导致了慢性病呈现低龄化趋势，肥胖的儿童已经有了心血管疾病、2型糖尿病、糖耐量受损和高血压等慢性病的表现。儿童的肥胖往往也会延续到成人期，增加成年期慢性病发生的风险。目前，慢性病已成为我国主要的疾病负担，是威胁我国居民健康的主要因素。

2002年，我国成年人超重肥胖率达到19.9%时，所致直接经济花费为211.1亿元。由此推算，到2030年，超重和肥胖所导致的成人肥胖相关慢性病的直接经济花费将会增加到每年490亿元。尽管我们现在还缺乏儿童肥胖产生的经济负担的研究，但是从成人的研究结果可以预测，儿童期肥胖以及成年后的健康风险同样会带来更为巨大的经济负担。

儿童应该进行形式多样的身体活动：

● 对于不能自主活动的婴儿，醒着时至少保持30min的俯卧姿势；

● 7～12月龄的婴儿每天俯卧位自由活动或爬行的时间不少于30min，多则更好；

● 12～24月龄幼儿每天的活动时间不少于3h，多则更好；

● 3～5岁的学龄前儿童每天身体活动总时间应达到180min，每天户外活动至少120min，其中中等及以上强度的身体活动时间累计不少于60min，鼓励儿童积极玩游戏，全天处于活跃状态，建议每天结合日常活动，多去公园玩耍、散步等，适当做较高强度的有氧活动和户外活动。

● 6～17岁儿童每天应累计进行至少60min的中高强度身体活动，以有氧活动为主，其中每周至少3天的高强度身体活动。身体活动要多样，其中包括每周3天增强肌肉力量和/或骨健康的运动，应掌握至少一项运动技能。

家庭是儿童与家人接触最密切的就餐环境，对儿童健康的影响不容忽视。健康的就餐氛围包括就餐时正向的语言交流、情感互动和互相关爱等积极的家庭互动。儿童视屏行为会影响食物选择、食物摄入量、睡眠时间和身体活动水平等，从而增加超重和肥胖的发生风险。视屏时间越少越好。建议1岁以下的婴儿不接触屏幕；1～2岁的儿童不提供视屏活动；2～4岁的儿童视屏时间每天小于1h；大于4岁的儿童视屏时间每天小于2h。

因此我们要在超重和肥胖的预防以及超重和肥胖的科学减肥方面花一些精力，就可以在一定程度上避免更多疾病产生后更为巨大的经济花费和更为不堪的健康结局。

附录

重要营养成分的推荐食物来源

（蛋白质、钙、铁、维生素B$_1$、维生素B$_2$、叶酸）

重要营养成分的推荐食物来源

营养成分	推荐食物来源
蛋白质	蛋类，奶类（牛奶），肉类（禽、畜和鱼的肉），大豆（黄豆、黑豆、青豆）
钙	牛奶、大豆及其制品（吸收率较低约15%）、蔬菜（其中草酸影响钙吸收）、水
铁	动物性食物含有丰富且易吸收的铁（动物肝脏如猪肝、动物全血如鸭血、动物瘦肉如牛肉、海产品类如虾皮）
维生素B$_1$	谷类、豆类、干果类、动物内脏、瘦肉、禽蛋
维生素B$_2$	动物肝脏、肾脏、心脏、乳汁、蛋类、绿色蔬菜、豆类
叶酸	动物肝脏、肾脏、蛋类、酵母、绿色蔬菜、水果及坚果类等

致　谢

　　感谢上海交通大学医学院硕士研究生导师、上海交通大学附属第六人民医院主任医师李华萍教授给予专业的医学审核；感谢山西医科大学博士研究生导师、国家卫健委健康科普专家程景民教授给予专业的营养学审核；感谢注册营养师状元王雪瑞老师在营养专业方面的疑难指导；感谢中国首批注册营养师、飞哥营养与心理学院院长张飞老师提供的文献搜索支持；感谢我的大学同窗、多年好友，大连大学医学部张姝华老师对本书修改的指导和建议；感谢本科阶段系主任赵静萍老师给予的无微不至的关心和多方面严格要求，使我不断成长和进步；感谢硕士研究生导师陈艳教授曾经给予的科研指导和资金支持，感谢她用言行教会我做人做事的道理；感谢上海市政协常委、复旦大学博士研究生导师、二级教授、上海市生物医药技术研究院研究员武俊青长期给予的榜样力量和精神指引；感谢父母、长辈倾尽所有给予我良好的教育和学习环境，家人和兄弟姐妹们的善良和美好一直在引领我前行；感谢好友王娟、贺艳梅、赵雅姝长期以来毫不吝啬地给予友情支持；感谢各界好友的鼓励、信任和支持；感谢先生刘强、儿子刘宸硕在我写书成稿过程中给予的多方面家庭支持。

参 考 文 献

[1] 杨月欣，葛可佑. 中国营养科学全书：全2册［M］. 2版. 北京：人民卫生出版社，2019.

[2] 中国营养学会编著. 中国居民膳食指南. 2022［M］. 北京：人民卫生出版社，2022.4.

[3] 孙长颢. 营养与食品卫生学［M］. 8版. 北京：人民卫生出版社，2017.

[4] 中国营养学会. 中国肥胖预防和控制蓝皮书［M］. 北京：北京大学医学出版社，2019，3.

[5] 沈秀华译. 营养咨询与健康教育技术指导［M］. 上海：上海交通大学出版社，2019.

[6] 杨月欣，中国疾病预防控制中心营养与健康所. 中国食物成分表：标准版（第二册）［M］. 6版. 北京：北京大学医学出版社，2019.

[7] 中国医疗保健国际交流促进会营养与代谢管理分会，中国营养学会临床营养分会，中华医学会糖尿病学分会，等. 中国超重/肥胖医学营养治疗指南（2021）［J］. 中国医学前沿杂志（电子版），2021，13（11）：1-55.

[8] 中国超重肥胖医学营养治疗专家共识编写委员会. 中国超重/肥胖医学营养治疗专家共识（2016）［J］. 中华

糖尿病杂志，2016，8（9）：525-540.

[9] 刘英华，李峰，张永. 301医院营养专家：减肥瘦身一本通［M］. 北京：化学工业出版社，2017.5.

[10] 伊芙琳·特里夫雷，埃利斯·莱斯驰. 减肥不是挨饿，而是与食物合作［M］. 柯欢欢，译. 北京：北京联合出版公司，2017.8.

[11] 范志红. 范志红：吃出健康好身材［M］. 北京：北京科学技术出版社，2019.

[12] 顾中一. 顾中一：我们就该这样吃［M］. 北京：北京联合出版公司，2018.

[13] 吕晓华，孔粼，王舟. 餐桌上的免疫加油站［M］. 成都：四川大学出版社，2021.

[14] 徐徐. 我减掉了五十斤！——心理咨询师亲身实践的心理减肥法［M］. 桂林：漓江出版社，2017.

[15] 范志红. 范志红详解孕产妇饮食营养全书［M］. 北京：化学工业出版社，2017.

[16] 王友发. 中国肥胖与预防控制蓝皮书解读及中国肥胖预防控制措施建议［J］. 中华预防医学杂志，2019，53（9）：875-884.

[17] 杜鹃. 日本政府"盯上"国人腰围［J］. 政府法制·半月刊，2008（18）：42-43.

[18] 夏萌. 你是你吃出来的：2［M］. 北京：科学技术文献出版社，2021.1.

[19] 中国营养学会膳食指南修订专家委员会妇幼人群膳食指

南修订专家工作组. 备孕妇女膳食指南［J］. 中华围产医学杂志，2016，19（8）：561-564.

[20] 金圣荣. 吃货心理学［M］. 北京：中国文联出版社，2019.

[21] 蔡东联. 实用营养师手册［M］. 北京：人民卫生出版社，2009.

[22] 爱德华·艾布拉姆森. 心理减肥术［M］. 北京：中国社会科学出版社，2009.

[23] 于康. 吃好每天三顿饭［M］. 北京：化学工业出版社，2012.

[24] 范志红. 范志红：吃的选择［M］. 北京：化学工业出版社，2020.

[25] 仰望尾迹云. 我的最后一本减肥书［M］. 北京：电子工业出版社，2017.

[26] 陈伟. 不挨饿减肥［M］. 北京：中国轻工业出版社，2021.

[27] 沈秀华. 食物营养学（2版）［M］. 上海：上海交通大学出版社，2020.

[28] 葛声. 分层次分阶段综合运用不同方法减重策略［J］. 中国实用内科杂志，2017，37（05）.

[29] 中国营养学会. 中国居民膳食指南科学研究报告（2021）［M］. 北京：人民卫生出版社，2021.

[30] 蔡威主编. 临床营养学［M］. 上海：复旦大学出版社，2012，2.

[31] ［澳］路易斯·伯克（Louise Burke），［澳］薇姬·迪金（Vicki Deakin）. 实用运动营养学：原书第5版［M］. 常翠青，艾华主译. 北京：科学出版社，2019.6.

[32] 中国营养学会营养与保健食品分会编著. 营养素与疾病改善：科学证据评价［M］. 北京：北京大学医学出版社，2019.4.

[33] 《儿童肥胖预防与控制指南》修订委员会编著. 儿童肥胖预防与控制指南. 2021［M］. 北京：人民卫生出版社，2021.5.

[34] 国家卫生健康委疾病预防控制局编著. 中国居民营养与慢性病状况报告. 2020年［M］. 北京：人民卫生出版社，2021.12.

[35] 杨步伟著；柳建树，秦甦译.中国食谱［M］. 北京：九州出版社，2017.5.

[36] ［加］孟（Moon,C.）著. 亲密关系［M］. 张德芬，余蕙玲译. 长沙：湖南文艺出版社，2015.4.

[37] 年糕妈妈李丹阳著. 你的亲子关系价值千万［M］. 北京：北京联合出版公司，2019.11.

免责声明

本书作者本着科学的精神，尽可能保证文中理论、案例、方法等客观、全面。鉴于水平有限，不可避免会有遗漏不严谨之处，特此声明。如涉及法律、医疗方面的问题，还请读者进行相应的咨询，本书不承担相关责任。本着尊重引用作者观点著作的角度考虑，文中提到的参考案例，文末有参考文献。对于引用参考部分的意义，本书作者拥有最终解释权。